SHARE 文例

S：場の設定　　H：悪い知らせの伝え方　　A：付加的情報　　RE：情緒的サポート

STEP 1：面談を開始する（患者が面談室に入ってから悪い知らせを伝えるまで）		起
大事な話の前には患者は緊張しているので，患者の気持ちを和らげる言葉をかける	身近なことや時節の挨拶，患者の個人的な関心事などについて一言触れる 表情（微笑む）などのノンバーバル・コミュニケーション 「最近寒いですが風邪は引いていませんか？」 「暑い日が続いていますが，夜は眠れていますか？」 「ずいぶん長くお待たせしましたね」など	RE
病状，これまでの経過，面接の目的について振り返り，患者の病気に対する認識を確認する	「前の病院の先生からはどのような説明を受けましたか？」 「病気についてどのようにお考えですか？」 「前回お会いしたときの説明をどのようにご理解していらっしゃいますか？」 「初診のときの話について，その後どのように感じましたか？」 「前回お話したことについて，おうちに帰ってからどんな風に感じましたか？」 「今一番のご心配は何ですか？」 「家に戻られてから奥様にはどのようにお話しましたか？」 「治療効果について，ご自分ではどのように感じていますか？」など	H
家族に対しても患者と同じように配慮する	視線を向ける 家族が突然発言したときには，後で十分答える準備があることを伝えるなど 患者に，家族に対しても配慮していることを認識してもらうことが重要である	RE
他の医療者（例えば，他の医師や看護師）を同席させる場合は，患者の了承を得る	「看護師の○○を同席させてもよろしいでしょうか？　面談後にわからないことなどありましたら，何でも結構ですので，私か○○にお話ください」など	S

がん医療における
コミュニケーション・スキル
悪い知らせをどう伝えるか

がん医療における
コミュニケーション・スキル

悪い知らせをどう伝えるか〔DVD付〕

編　集	内富　庸介	国立がんセンター東病院臨床開発センター 精神腫瘍学開発部部長
	藤森麻衣子	国立がんセンター東病院臨床開発センター 精神腫瘍学開発部
執筆者	藤森麻衣子	国立がんセンター東病院臨床開発センター 精神腫瘍学開発部
	久保田　馨	国立がんセンター東病院6A病棟医長
	内富　庸介	国立がんセンター東病院臨床開発センター 精神腫瘍学開発部部長
	勝俣　範之	国立がんセンター中央病院腫瘍内科医長
	森田　達也	聖隷三方原病院緩和支持治療科部長
	林　章敏	聖路加国際病院緩和ケア科医長
	秋月　伸哉	国立がんセンター東病院臨床開発センター 精神腫瘍学開発部室長
	岡村　優子	癌研有明病院腫瘍精神科
	大庭　章	静岡県立静岡がんセンター精神腫瘍科 心理療法士
	吉川　栄省	静岡県立静岡がんセンター精神腫瘍科医長
	明智　龍男	名古屋市立大学大学院准教授 精神・認知・行動医学分野
	浅井真理子	筑波大学大学院人間総合科学研究科
	梅澤　志乃	国立がんセンター中央病院精神看護専門看護師
	（執筆順）	

医学書院

■ 付録 DVD について

- 本製品は DVD-VIDEO 形式です．一般の DVD プレーヤー，あるいは DVD-VIDEO 再生に対応したパーソナルコンピュータなどで見ることが可能です．
- 本製品は書籍の付録のため，ユーザーサポートの対象外とさせて頂きます．また，本製品を運用した結果，お客様に直接・間接の損害が生じた場合，その原因にかかわらず，㈱医学書院は一切責任を負いません．何卒ご了承下さい．
- 本製品に掲載している動画の著作権は，アストラゼネカ㈱に帰属します．その一部，またはすべてを無断で複製，転載，改変することは禁止します．

以上

がん医療におけるコミュニケーション・スキル
悪い知らせをどう伝えるか　[DVD 付]

発　　行　2007 年 10 月 15 日　第 1 版第 1 刷Ⓒ
　　　　　2008 年 3 月 15 日　第 1 版第 3 刷
編　　者　内富庸介・藤森麻衣子
発 行 者　株式会社　医学書院
　　　　　代表取締役　金原　優
　　　　　〒113-8719　東京都文京区本郷 1-28-23
　　　　　電話　03-3817-5600（社内案内）
印刷・製本　三美印刷

本書の複製権・翻訳権・上映権・譲渡権・公衆送信権（送信可能化権を含む）
は㈱医学書院が保有します．

ISBN 978-4-260-00522-7 Y2800

JCLS 〈㈱日本著作出版権管理システム委託出版物〉

本書の無断複写は著作権法上での例外を除き禁じられています．
複写される場合は，そのつど事前に㈱日本著作出版権管理システム
（電話 03-3817-5670，FAX 03-3815-8199）の許諾を得てください．

序

　がん患者が自分自身で治療方法等を納得して選択できるよう，医師が患者の意向を汲みとり，苦悩に共感を示すためのコミュニケーション技術研修会を思い立って10年目を迎える。マザーテレサの博愛は無理にしても，がんが治らない局面では患者の声に耳を傾け，温もりで，思いやりで接してほしい。そうした願いからはじまった。

　がんが治らない局面では，医学的には目標は延命となる。インフォームド・コンセントやQOLの概念が導入された90年代からは，延命治療の決定に際して医師が患者の意向を考慮せずに治療を行うことは明らかに減っているだろう。ここは原点に立ち戻って患者本来の目標をきちんと把握し，患者が望む医療に一歩でも近づけたいところである。しかし不幸なことに，現代の医療者は生存期間の延長や症状の緩和などの医学的目標以外の，患者，家族の目標，意向，価値観，生活信条などを聞き出すコミュニケーション技術を欠いていると言わざるを得ない。患者が納得して治療方法等を選択できるような，双方向性のコミュニケーションをがん医療体制の中に整えていく必要がある。医師から患者への説明方法が適切でないと，がん患者，家族は必要以上の精神的負担を強いられ，時には治療法等の選択を誤らせることにもつながるからである。

　2007年4月，がん患者と家族の意見が大きく反映されたがん対策基本法が施行された。法に基づくがん対策推進基本計画には，「がん医療における告知等の際には，がん患者に対する特段の配慮が必要であることから，医師のコミュニケーション技術の向上に努める」ことが盛り込まれた。そこで，厚生労働省がん対策推進室の指導の下，前々日本サイコオンコロジー学会（JPOS）代表世話人で国立がんセンター名誉総長の阿部　薫先生をはじめ，医療研修推進財団の北沢博之氏，宇佐美　彰氏，ほか関係者のご尽力により，コミュニケーション技術研修会（2日間の模擬演習8時間を含む）が平成19年度厚生労働省委託事業として全国4ヵ所で実施されることとなった。事業の実施団体は医療研修推進

財団，JPOS は協力団体となった。研修会で指導を行う，コミュニケーション指導者養成講習会（8 日間の実技演習 30 時間を含む）は，引き続き，JPOS が行う。2007 年 10 月，大阪から始まるがん医療におけるコミュニケーション技術研修会は，がん医療提供体制の充実の一助となるであろう。この場をお借りし関係諸氏に厚くお礼を申し上げたい。

　また，従来から編者らは，テキストを補う目的で，特に研修会のような場ではコミュニケーションの技術を実際に目で見てイメージし，自分のものとして取り込めるようなビデオ教材の必要性を感じていた。幸いアストラゼネカ㈱の協力により DVD ビデオが作成され，本書には無償で提供された。アストラゼネカ㈱の中村則之氏，㈱博報堂の亥角稔久氏，ほか関係者のご厚意に感謝する。

　本書は，厚生労働省第三次対がん総合戦略事業研究費「QOL 向上のための各種支援プログラムの開発研究（平成 18 年度報告書）」の援助を受けて開発されたコミュニケーションプロトコール（SHARE）を実践に活かすための参考書となればと願って企画した。執筆は長年，がん医療におけるコミュニケーション研究や研修会を共に行ってきた仲間によるものである。多くの患者，家族からいただいた声を反映させ，練り上げてきたつもりである。本書が医師のコミュニケーション技術向上のきっかけとなって，がん患者の意向にそったコミュニケーションの価値ががん医療の現場でさらに認められると，わが国の医療全体にもたらす好ましい影響は計り知れない。今，心あるコミュニケーションの真価が，がん医療で問われていると思う。

　2007 年 8 月

内富　庸介
藤森麻衣子

目次

第1章 悪い知らせを伝える際のコミュニケーションとは
……………………………………………………… 藤森麻衣子・1

悪い知らせとは　1
悪い知らせのインパクト　1
コミュニケーションとは　2
がん医療における悪い知らせを伝える際のコミュニケーション　3

第2章 悪い知らせを伝える際のコミュニケーションに関するこれまでの知見 ……………………………… 藤森麻衣子・5

患者−医師間のコミュニケーションに関する研究　5
がん医療において悪い知らせを伝える際のコミュニケーションに関する研究　5
がん医療における患者−医師間のコミュニケーションに関する文化差　7

第3章 患者が望むコミュニケーション …………………… 藤森麻衣子・11

SHAREとは　11
　Supportive environment（支持的な場の設定）　12
　How to deliver the bad news（悪い知らせの伝え方）　13
　Additional information（付加的な情報）　14
　Reassurance and Emotional support（安心感と情緒的サポート）　16
SHAREを用いて難治がんを伝える　20
SHAREを用いて再発を伝える　21
SHAREを用いて積極的抗がん治療の中止を伝える　22

第4章 悪い知らせを伝える際のコミュニケーションに関する北米の取り組み（SPIKES）について ………… 久保田　馨・23

悪い知らせの伝え方　24
おわりに　30

note　SPIKESとSHAREの関連は？ ……………………… 藤森麻衣子・31

第5章 がん診断，再発，終末期の心の反応を理解する
....内富　庸介・**34**

> がんへの心の反応に関連する要因　*35*
> がんの臨床経過にそった患者の心理的反応　*36*
> おわりに　*43*

第6章 患者‐医師間の基本的なコミュニケーション
....藤森麻衣子・**44**

> 環境設定　*44*
> 質問するスキル　*45*
> 応答するスキル　*45*
> 共感するスキル　*45*

第7章 男性患者の場合 ....久保田　馨・**47**

> 男性患者の特徴　*47*
> 肺がん患者初診時　*47*
> 肺がん患者積極的治療の中止　*48*

第8章 女性患者の場合 ....勝俣　範之・**52**

> 女性患者の特性　*52*
> 乳がん再発を伝えるシナリオの1例　*52*

第9章 終末期がんの場合
1．輸液 ....森田　達也・**58**

> 医学的には輸液治療は必要ないと考えられるが，患者が輸液治療を望む場合　*59*
> 患者・家族が輸液治療を望まない場合　*59*
> 浮腫など体液貯留症状が強くなってきたときに輸液の減量を提案する　*61*
> 患者が希望していない，あるいは，医学的適応が乏しい場合に家族が輸液治療を希望する場合　*61*

2．鎮静 ……………………………………………… 森田　達也・**64**
　　患者に意思決定能力がない場合に，家族から患者の意思を推定する　*64*
　　鎮静について説明する　*65*
　　あらかじめ患者・家族の意思を確認することについて　*66*
　　患者・家族の意思が異なるとき　*67*
　　家族に対するケア　*68*

3．DNRについて ………………………………………… 林　　章敏・**70**
　　いつ話すか　*70*
　　誰が話すか　*72*
　　誰に話すか　*72*
　　場の設定　*73*
　　話す内容　*73*
　　具体的な言葉　*74*
　　話した後の支え　*75*

第10章　難しいケースの場合

1．うつ病への対応 ………………………………… 秋月　伸哉・**76**
　　がん患者のうつ病とその評価　*76*
　　専門家による治療の推奨　*78*
　　家族への精神的ケア　*80*

2．せん妄への対応 ………………………………… 岡村　優子・**83**
　　せん妄の診断　*83*
　　せん妄の原因　*83*
　　せん妄の治療　*85*
　　せん妄の患者とその家族とのコミュニケーション　*85*

3．怒りへの対応 ……………………………… 大庭　　章，吉川　栄省・**91**
　　怒りとは　*91*
　　怒りのきっかけ　*91*
　　医療者に向けられる怒り　*92*
　　怒りへの対応　*92*
　　持続する怒りへの対応　*94*

4. 不安への対応 .... 大庭　章, 吉川　栄省・96

不安とは　96
不安への対応　96

5. 「死にたい」への対応 .... 明智　龍男・103

なぜ, がん患者は「死にたい」のか？　103
「死にたい」と述べる患者とのコミュニケーションへ　104
まとめ　107

第11章　家族への対応 .... 浅井真理子・108

医療者と家族のコミュニケーション　108
家族に伝えられる悪い知らせ　109
悪い知らせを伝えられる家族への対応　110

第12章　医師・看護師の連携と看護師が伝える悪い知らせ
.... 梅澤　志乃・115

悪い知らせが伝えられる際の看護師の役割　115
悪い知らせを伝えられる場面における看護師の役割の実際　116
医師との連携　118
悪い知らせが伝えられた際の患者・家族の心理的反応とその対処　119
看護師が伝える悪い知らせ　120
ケース：ベッド上安静を伝える　121
まとめ　124

第13章　コミュニケーションの学習法 .... 藤森麻衣子・125

がん医療におけるCST　125
がん医療におけるCSTの有効性　128
わが国のがん医療におけるCST　131
まとめ　133

資料 135
索引 139
見返し（SHARE文例）

第1章
悪い知らせを伝える際のコミュニケーションとは

1. 悪い知らせとは

　現在わが国において，男性は2人に1人が，女性は3人に1人が一生のうちに一度はがんに罹患し，3人に1人はがんで亡くなっている。1981年以降，「がん」は死亡原因の1位であり，その数はますます増加している[1]。「がん」は死を連想させ，がんに罹患していることを医師から患者に伝えられることに対して「告知」や「宣告」といった言いまわしが用いられてきた。

　医療における悪い知らせとは「患者の将来への見通しを根底から否定的に変えてしまう知らせ」と定義されている[2]。例えば，交通事故で子どもが亡くなったことを親に伝えることや，精神疾患の診断名を患者に伝えることなどがあげられるが，がん医療においては，がん（とくに難治がん）の診断や再発，積極的抗がん治療の中止といった知らせが含まれる。

2. 悪い知らせのインパクト

　がん罹患後の抑うつ（大うつ病・適応障害）の有病率は10〜40%[3-6]と非常に高く，がん罹患後5年の自殺率は一般人口の2倍，がん告知後3〜5ヵ月の間に限ると4.3倍と非常に高いことが報告されている[7]。

　悪い知らせを伝えられる際の面談時に，患者は診断や病状を伝えられるだけでなく，今後の治療や生活に関する説明など重要な話が同時に伝えられることが一般的であるが，患者に，がんを伝えられた際の様子を振り返ってもらうと，「頭が真っ白になってしまって，その後に先生が何を話していたのか，どうやって家に帰ったかさえ覚えていない」という発言を聞くことは少

なくない。このようにがん医療においては，患者が非常にストレスの高い状況の中で，医師から伝達される情報が生命にかかわる内容を含んでいることや，治療が長期にわたることがある。そのため，悪い知らせをどのように伝えるかというコミュニケーションが注目されてきた。

3. コミュニケーションとは

　コミュニケーションの語源は，ラテン語で「共有する」という意味のcommunicareだといわれている。望ましいコミュニケーションとは，医師から患者への一方通行の情報伝達ではなく，情報共有を目的とした患者 - 医師間の双方向での円滑な情報交換といえる[8]。コミュニケーションには大きく分けると2通りある。会話や文字，印刷物といった言語的コミュニケーション，顔の表情や声の大きさ，声のトーン，視線，身振り手振り，ジェスチャーなど言葉を使用しない非言語的コミュニケーションである。つまり，患者 - 医師間のコミュニケーションとは患者と医師の間で言語的，非言語的なメッセージを交換し，共有することを意味する。望ましいコミュニケーションの成立には，言葉だけでなく，表情や姿勢，身振り，語気，語調といった非言語的なメッセージが大きな役割を果たしている。例えば，目の前の患者が辛そうな表情でお腹をさすりながら「大丈夫です」と言ったとしても，言葉どおり「大丈夫」とは判断しないだろう。日常生活においても，怖い表情で，強い語調で「怒ってない」と言われたとしても，怒られていると感じるだろう。このように，とくに感情の伴うコミュニケーションの際には，言語的な情報以上に非言語的な情報が重要な役割を果たすことを心に留めていただきたい。また，相手の目に映る第一印象も重要であるため，表情や身だしなみにも注意を払うことが必要である。肯定的な表情や振る舞いは好印象につながり，逆に，無表情や身だしなみが整っていない場合には印象が悪くなる。

　がん医療における患者 - 医師間のコミュニケーションにおいては，ともすると「言った」，「言わない」といった言語的情報に議論が終始しがちだが，非言語的コミュニケーションにも十分配慮することが重要である。また，コミュニケーションは人間性や性格などで規定されるものではなく，学習，つまり練習により変容可能なものである。その意味で，コミュニケーション・

スキル(技術,技能)といわれている。大切なことは個々のコミュニケーション行動の意味を理解し,個々のコミュニケーション行動を他者に認識されるように適切に表出することである。例えば,明確な質問を患者に投げかけることにより,患者の考えを適切に聞き出し,理解することが可能となる。患者の気持ちに配慮しながら伝えたい内容を伝えることにより,患者の正しい理解や納得が得られやすくなる。一方で,コミュニケーション行動を何の文脈も考慮せずに字面どおりに表出しても患者との信頼関係は築けない。また,同じ言葉をかけても,個々の患者によって感じ方は異なる。各コミュニケーションの意味を理解し,真摯な態度で患者に臨むことからコミュニケーションの第一歩が始まる。

4. がん医療における悪い知らせを伝える際のコミュニケーション

　以上により,がん医療において患者に悪い知らせを伝えることは医療者にとって最も難しく,頻繁に生じるコミュニケーションのひとつである。しかしながら,このようなコミュニケーションに関する学習の機会は少ないのが現状である。次章より,このような悪い知らせを伝える際のコミュニケーションに関して,これまでの知見を踏まえ,望ましいコミュニケーションを考えたい。

〔藤森麻衣子〕

【文献】
1. 厚生労働省大臣官房統計情報部「人口動態統計」2005 年
2. Buckman R : Breaking bad news ; why is it still so difficult? Br Med J 1984 ; 288 : 1597-1599
3. Kugaya A, Akechi T, Okuyama T, et al : Prevalence, predictive factors, and screening for psychologic distress in patients with newly diagnosed head and neck cancer. Cancer 2000 ; 88 : 2817-2823
4. Akechi T, Okamura H, Nishiwaki Y, et al : Psychiatric disorders and associated and predictive factors in patients with unresectable nonsmall cell lung carcinoma ; a longitudinal study. Cancer 2001 ; 92 : 2609-2622
5. Uchitomi Y, Mikami I, Kugaya A, et al : Physician support and patient psychologic responses after surgery for nonsmall cell lung carcinoma ; a prospective observational study. Cancer 2001 ; 92 : 1926-1935
6. Uchitomi Y, Mikami I, Nagai K, et al : Depression and psychological distress in patients during the year after curative resection of non-small-cell lung cancer. J Clin

Oncol 2003 ; 21 : 69-77
7. Tanaka H, Tsukuma H, Masaoka T, et al : Suicide risk among cancer patients ; experience at one medical center in Japan, 1978-1994. Jpn J Cancer Res 1999 ; 90 : 812-817
8. Lee RG, Garvin T : Moving from information transfer to information exchange in health and health care. Soc Sci Med 2003 ; 56 : 449-464

第2章
悪い知らせを伝える際のコミュニケーションに関するこれまでの知見

1. 患者‐医師間のコミュニケーションに関する研究

　患者‐医師間のコミュニケーションに関する先行研究を概観すると，医師の効果的なコミュニケーション（例えば，共感など基本的カウンセリング技術を使用していること，情報提供や患者からの質問への回答のために十分時間を取ること）は，患者の面接に対する高い満足感，治療遵守，伝えられる情報の想起や理解の促進，心理的ストレスの軽減に関係する[1~5]。その一方で，コミュニケーションのトレーニングをきちんと受けていないと感じている医療者は仕事への満足感が低く，燃え尽き感や抑うつ・不安が高いことが示唆されている[6,7]。

2. がん医療において悪い知らせを伝える際のコミュニケーションに関する研究

　がん医療における患者‐医師間のコミュニケーションに関する先行研究は多岐にわたる。ここでは，悪い知らせを伝える際のコミュニケーションを扱った研究を紹介する。Robertsら（1994）は，手術後6ヵ月の乳がん患者100名を対象に，心理的ストレスを予測する要因を後方視的に検討した結果，がん診断時の医師のコミュニケーション・スタイルが患者の心理的ストレスと関連することを報告している[4]。また，Takayamaら（2001）は，検査結果を伝える面談における医師のコミュニケーション・スタイルと患者の不安との関連を検討し，検査結果が良い場合には，両者の関連は認められないものの，検査結果が悪い場合には医師のコミュニケーション・スタイルが患者

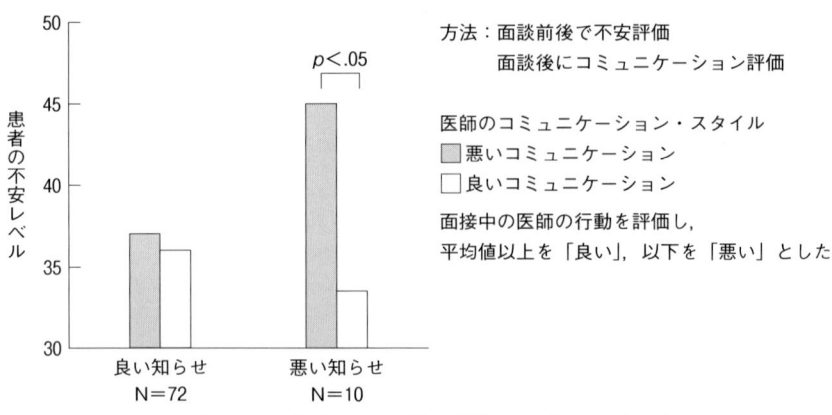

図 2-1 悪い知らせを伝えられる際の医師のコミュニケーション・スタイルと患者の不安の関連（文献5より引用，改変）

の不安に影響することを示唆している（図2-1）[5]。つまり，良い知らせの際には，その際の医師のコミュニケーションは，その後の患者の不安やストレスに対して影響しないが，悪い知らせの際には，医師のコミュニケーションがその後の患者の不安やストレスに関連すると考えられる。

そのため悪い知らせを伝える際の，医師のコミュニケーションに関するガイドラインが示されてきた[8〜11]。しかしながら，これらは医療者の経験則に基づいて作成されており，患者の意向とは必ずしも一致しないことが示唆されている[2,12〜15]。一例をあげると，Butowら（1996）は，オーストラリアの皮膚がん患者88名と，乳がん患者56名を対象に，ガイドラインで推奨されているコミュニケーションを望むか望まないか回答を求めた。その結果，「あらゆる情報を伝えられる」ことを望む患者は78%，「家族を同席させる」ことを望む患者は57%，「他の医療従事者を同席させる」ことを望む患者にいたっては13%しかないことが示唆された（表2-1）[2]。筆者らが行った調査によっても，他の医療者を同席させることを望む患者は少なかった。また，手や肩に触れることへの希望も少ないことが示唆されている。さらに，誤解を避けるためにあいまいな言葉を用いるのは避けるように推奨されているが，患者の意向としては，適切に婉曲的な表現を用いてほしいことが報告された[14,15]。

悪い知らせは患者と医師の両者のコミュニケーションの中で伝えられるも

表2-1 悪い知らせを伝える際に推奨されているコミュニケーションと患者の意向 （文献2より引用，改変）

推奨されているコミュニケーション	望む（%）
あらゆる情報を伝える	78
直接会って伝える	77
家族を同席させる	57
他の医療従事者を同席させる	13

デザイン：横断質問紙調査
対象：皮膚がん患者88名，乳がん患者56名

のであり，その後の人生に直接影響を受けるのは患者本人である。そのため，悪い知らせの伝えられ方について患者の観点から理解することは重要である。したがって，患者の悪い知らせの伝えられ方に対する意向を明らかにし，患者の意向に基づいたガイドラインの作成の必要性が望まれる。

また，コミュニケーションは個人の人格や人間性によるのではなく，変容可能なスキルであるが，コミュニケーション・スキルは経験を積むだけでは向上しないし，知識を有しているからといって行動が変わることはない[16]。しかし，教育によって向上することが示唆されていることから[3]，教育プログラムの必要性が指摘されている[17]。がん医療に携わる医療者に対するコミュニケーション・スキルの教育的介入のひとつとして，欧米を中心にコミュニケーション・スキル・トレーニング（communication skills training：CST）プログラムが開発され，実施されている[18〜29]。

3. がん医療における患者-医師間のコミュニケーションに関する文化差

コミュニケーションには文化差があることは広く認識されているが，悪い知らせを伝える際のコミュニケーションに関しても文化差があることが示唆されている[30〜32]。米国臨床腫瘍学会に参加したがん専門医を対象とした調査では，予後の悪いがんであることについて，患者が聞かなければ伝えないという回答は，欧米諸国のがん専門医と比べて，非欧米諸国のがん専門医に多いことが示されている。同様に，家族の要求があれば患者に伝えない，婉

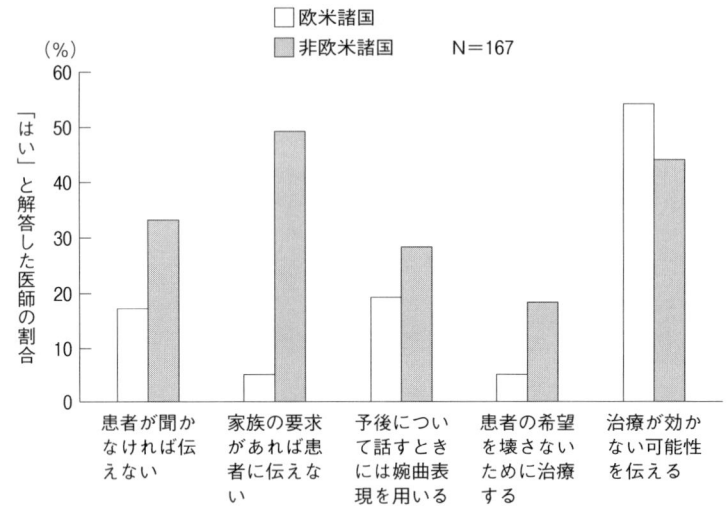

図 2-2　悪い知らせを伝える医師の
　　　　コミュニケーションの文化差（文献 33 より引用，改変）

曲的な表現を用いる，患者の希望を壊さないように効かない可能性が高くても治療する，という回答が非欧米諸国で多い一方で，治療が効かない可能性を伝えるという回答に関しては少ないことが示されている（図 2-2）[33]。

がん患者の悪い知らせを伝えられる際のコミュニケーションに対する意向に関しても文化による違いが指摘されている[14]。Parker ら（2001）は，米国 MD アンダーソンがんセンターで，外来通院中のがん患者を対象に，悪い知らせを伝えられる際のコミュニケーションに対する意向に関する質問紙調査を行った。その結果，意向は「伝える内容と伝え方」，「情緒的サポート」，「場の設定」の 3 因子構造であることが示唆された[34]。一方，わが国におけるがん患者の意向を検討するために，筆者らは，Parker ら（2001）の研究で用いられた質問紙を日本語訳して，国立がんセンター東病院外来通院中の患者 529 名を対象に検討した。その結果，「伝え方」，「伝える内容」，「質問の促進と質問への回答」，「情緒的サポート」，「場の設定」の 5 因子構造であることが示唆された。米国での調査の結果と比べてみると，日本人の患者の意向のほうが，①因子構造が複雑である，②質問を促してそれに回答してほしいという新たな因子が抽出された，③「情緒的サポート」因子の寄与率が

高いことが示唆され，患者の意向に関しても，文化による違いがあると考えられた[14]。

〔藤森麻衣子〕

【文献】

1. Baile WF, Buckman R, Leuzi R, et al : SPIKES-A six-step protocol for delivering bad news ; application to the patient with cancer. Oncologist 2000 ; 5 : 302-311
2. Butow PN, Kazemi JN, Beeney LJ, et al : When the diagnosis is cancer ; patient communication experiences and preferences. Cancer 1996 ; 77 : 2630-2637
3. Razavi D, Delvaux N, Marchal S, et al : Testing health care professional's communication skills ; the usefulness of highly emotional standardized role-playing sessions with simulators. Psychooncology 2000 ; 9 : 293-302
4. Roberts CS, Cox CE, Reiutgen DS, et al : Influence of physician communication on newly diagnosed breast patient's psychologic adjustment and decision-making. Cancer 1994 ; 74 : 336-341
5. Takayama T, Yamazaki Y, Katsumata N : Relationship between outpatient's perceptions of physician's communication styles and patient's anxiety levels in a Japanese oncology setting. Soc Sci Med 2001 ; 53 : 1335-1350
6. Ramirez AJ, Graham J, Richards MA, et al : Burnout and psychiatric disorder among cancer clinicians. Br J Cancer 1995 ; 71 : 1263-1269
7. Ramirez AJ, Graham J, Richards MA, et al : Mental health of hospital consultants ; the effects of stress and satisfaction at work. Lancet 1996 ; 347 : 724-728
8. Fallowfield LJ : Giving sad and bad news. Lancet 1993 ; 341 : 476-478
9. Girgis A, Sanson-Fisher RW : Breaking bad news ; consensus guidelines for medical practitioners. J Clin Oncol 1995 ; 13 : 2449-2456
10. Ptacec JT, Eberhardt TL : The patient-physician relationship. Breaking bad news ; a review of the literature. JAMA 1996 ; 276 : 496-502
11. Okamura H, Uchitomi Y, Sasako M, et al : Guidelines for telling the truth to cancer patients. Jpn J Clin Oncol 1998 ; 28 : 1-4
12. Girgis A, Sanson-Fisher RW, Schofield MJ : Breaking bad news ; is there consensus between breast cancer patients and providers on guidelines? Behav Med 1999 ; 25 : 69-77
13. Schofield PE, Beeney LJ, Thompson JF, et al : Hearing the bad news of a cancer diagnosis ; the Australian melanoma patient's perspective. Ann Oncol 2001 ; 12 : 365-371
14. Fujimori M, Parker PA, Akechi T, et al : Japanese cancer patient's communication style preferences when receiving bad news. Psychooncology 2007 ; 16 : 617-625
15. Fujimori M, Akechi T, Morita T, et al : Preferences of cancer patients regarding the disclosure of bad news. Psychooncology 2007 ; 16 : 573-581
16. Cantwell BM, Ramirez AJ : Doctor-patient communication ; a study of junior house officers. Med Educ 1997 ; 31 : 17-21
17. Maguire P : Improving communication with cancer patients. Eur J Cancer 1999 ; 35 : 1415-1422
18. Fellowes D, Willkinson L, Moore P : Communication skills training for health care professionals working with cancer patients, their families and/or carers. Cochrane

Database Syst Rev 2003 ; 2 : CD003751
19. Baile WF, Glober GA, Lenzi R, et al : Improving physician-patient communication in cancer care ; outcome of a workshop for oncologists. J Cancer Educ 1997 ; 12 : 166-173
20. Fallowfield L, Lipkin M, Hall A : Teaching senior oncologists communication skills ; results from phase I of a comprehensive longitudinal program in the United Kingdom. J Clin Oncol 1998 ; 16 : 1961-1968
21. Baile WF, Kudelka AP, Beale EA, et al : Communication skills training in oncology. Description and preliminary outcomes of workshops on breaking bad news and managing patient reactions to illness. Cancer 1999 ; 86 : 889-897
22. Fallowfield L, Jenkins V, Farewell V, et al : Efficacy of a Cancer Research UK communication skills training model for oncologists ; a randomised controlled trial. Lancet 2002 ; 359 : 650-656
23. Fallowfield L, Jenkins V, Farewell V, et al : Enduring impact of communication skills training ; results of a 12-month follow-up. Br J Cancer 2003 ; 89 : 1445-1449
24. Shilling V, Jenkins V, Fallowfield L : Factors affecting patient and clinician satisfaction with the clinical consultation ; can communication skills training for clinicians improve satisfaction? Psychooncology 2003 ; 12 : 599-611
25. Fujimori M, Oba A, Koike M, et al : Communication skills training for Japanese oncologists on how to break bad news-A preliminary report. J Cancer Educ 2003 ; 18 : 194-201
26. Delvaux N, Merckaert I, Marchal S, et al : Physician's communication with a cancer patient and a relative ; a randomized study assessing the efficacy of consolidation workshops. Cancer 2005 ; 103 : 2397-2411
27. Grassi L, Travado L, Gil F, et al : A communication intervention for training southern European oncologists to recognize psychosocial morbidity in cancer. I-development of the model and preliminary results on physician's satisfaction. J Cancer Educ 2005 ; 2 : 79-84
28. Back AL, Amold RM, Baile WF, et al : Efficacy of communication skills training for giving bad news and discussing transitions to palliative care. Arch Intern Med 2007 ; 167 : 453-460
29. Fujimori M, Akechi T, Akizuki N, et al : Good communication with patients receiving bad news about cancer in Japan. Psychooncology 2005 ; 14 : 1043-1051
30. Holland JC, Geary N, Marchini A, et al : An international survey of physician attitudes and practice in regard to revealing the diagnosis of cancer. Cancer Investigation 1987 ; 5 : 151-154
31. Uchitomi Y, Yamawaki S : Truth-telling practice in cancer care in Japan. *in* Surbone A, Zwitter M ; Communication with the cancer patient. Information & Truth. 290-299, The New York Academy of Sciences, 1997
32. Uchitomi Y : Truth-telling in cancer care ; the Japanese perspective. *in* Bruera E, Porteney RK ; Topics in Palliative Care, Vol 5, 95-105, Oxford University Press, 2001
33. Baile W, Lenzi R, Parker PA, et al : Oncologist's attitudes toward and practices in giving bad news ; an exploratory study. J Clin Oncol 2002 ; 20 : 2189-2196
34. Parker PA, Baile FW, de Moor C, et al : Breaking bad news about cancer ; patient's preferences for communication. J Clin Oncol 2001 ; 19 : 2049-2056

第3章 患者が望むコミュニケーション

1 SHARE とは

　わが国のがん患者は，悪い知らせを伝えられる際に医師に対してどのようなコミュニケーションを望んでいるのだろうか。この疑問を明らかにするために，筆者らは国立がんセンター東病院において 42 名の外来通院患者，および 7 名のがん専門医を対象とした面接調査を実施した[1]。録音された面接内容を文字に変換したうえで，発言ユニットを作成し，内容分析を行った。その結果，がん患者の悪い知らせを伝えられる際に望む，あるいは望まないコミュニケーションとして 70 のコミュニケーションがあげられ，それらは内容の類似性から「supportive environment 支持的な場の設定」，「how to deliver the bad news 悪い知らせの伝え方」，「additional information 付加的な情報」，「reassurance and emotional support 安心感と情緒的サポート」という 4 つのカテゴリーにまとめられた。

　次に，面接調査の結果から得られた 70 のコミュニケーションについて，0（まったく望まない）から 5（強く望む）の 5 件法で回答を求める質問票を作成し，国立がんセンター東病院外来通院中の患者を対象とした横断調査を行った[2]。529 名が参加し，得られたデータを因子分析した結果，面接調査と同様の 4 つの因子が抽出され，面接調査から得られた結果が再確認された。

　これら研究結果から得られた悪い知らせを伝えられる際の患者の意向の構成要素をその頭文字から SHARE とした。SHARE は，がん医療において，医師が患者に悪い知らせを伝える際の効果的なコミュニケーションを実践するための態度や行動を示している。

1. Supportive environment（支持的な場の設定）

目標
- 落ち着いた環境を整える。
- 信頼関係の構築。

行動

信頼関係の構築
- 礼儀正しく接する（例えば，初対面の際には自己紹介をする，立って挨拶をする）。
- 話すときには身体を患者のほうに向け，目や顔を見て話す（ただし，目を凝視しない。また，時に患者の視線の終点を見ることが有効なこともある）。
- 初対面で悪い知らせを伝えることはできるだけ避ける。
- 悪い知らせを電話で伝えるのではなく，直接患者に会って伝える。
- 悪い知らせを伝える面談時に，電話が鳴らないようにする（例えば，予め電話を他の人に預ける。難しい場合には，面談の始めに患者や家族にことわるか，または電話が鳴ったら患者や家族に一言断りを述べてから電話に出る）。
- 親密な関係である場合を除き，患者の手や肩に触れない。

場の設定
- プライバシーが保たれる場所で行う（例えば，大部屋のベッドサイドやカーテンで仕切られているだけの外来はできるだけ避け，面談室を使う）。
- 座る位置に配慮する（相手との関係を考慮し距離を図る。初対面の際には適度に距離をとり，手や肩に触れることは避ける）。
- 十分な時間をとる（例えば，忙しい外来時間を避ける。夕方に面接を設定する）。
- 他の医療者（例えば，他の医師や看護師）を同席させる場合には，何故同席させるのか理由を述べたうえで，患者の意向を確認する。
- 同席者について，患者の意向を確認する（例えば，家族が一緒の場で伝え

るか，患者だけに伝えるか，患者より先に家族に伝えるか）。
➢ 最終的な判断が出てから検査結果を伝えるのか，一部でも結果が得られ次第伝えるか，患者に確認する。

2. How to deliver the bad news（悪い知らせの伝え方）

（目標）
- 患者に対して誠実に接する。
- 患者の納得が得られるように（例えば，単なる情報提供にとどまらず，気持ちを整理できるように促し，患者の意向を踏まえて受け入れられる状態にあるかどうかを確認しながら）説明をする。

（行動）

誠実な対応
➢ 患者の目や顔を見ながら悪い知らせを伝える。
➢ 表情や口調は，まったく変えずに事務的に伝えることや，逆に，大げさな感情的な表現や言動を使うことは避ける。
➢ 正直に話す。
➢ 明確な言葉で伝える。
➢ 断定的な口調を望む人もいれば，望まない人もいるので，患者の意向を確認する。
➢ いらいらした様子で対応しない（例えば，患者の言葉を途中で遮る，貧乏ゆすりをする，ペンを廻す，マウスをいじるなど）。
➢ 悪い知らせはすべて伝えるのが原則であるが，具体的にどの程度の情報を伝えるかに関しては，患者の意向を確認する〔例えば，病気の状態（進行度，症状，症状の原因，転移の場所など），がんの治る見込み（想定される治療効果や治療成績），余命など〕。

理解しやすい説明
➢ 悪い知らせを伝える前に，病名，これまでの経過，面接の目的など現在の状況に対する患者の認識を確認する。
➢ 専門用語は避け，わかりやすい言葉で伝える。専門用語を用いた場合には

理解できているかを確認する。
➢ ていねいに伝える。
➢ いつでも質問できることを伝える。
➢ 患者に理解度を確認しながら，悪い知らせを伝える（例えば，「ご理解いただけましたか？」，後から聴くことができることや看護師にも質問できることを伝える）。
➢ 一方的に伝えるのではなく，質問がないか（例えば，「ご質問はありますか？」），話の進みがはやすぎないか（例えば，「話の進み具合ははやくないでしょうか？」），患者の気持ち（例えば，「今，どのようなお気持ちですか？」）はどうかを患者に質問しながら，話を進める。患者の知りたい情報量を知ることができる。
➢ 患者の質問に十分答える。
➢ 要点をまとめて伝える（面談中のどこかでサマリーを行う。例えば，「ここまでをまとめますと……」）。
➢ 患者に実際の写真や検査データを用いて説明する。
➢ 必要に応じて説明のために紙に書いて悪い知らせを伝え，説明に用いた紙を患者に渡す。

3. Additional information（付加的な情報）

（目標）

- 今後の治療方針に加えて患者個人の日常生活への病気の影響など患者が望む話題を取り上げる。
- 患者が相談や関心事を打ち明けることができる雰囲気を作る（そうすることによって，病気だけでなく患者本人への関心を示すことができる）。

（行動）

意思確認

➢ 意思決定にだれが関与するかは患者の意向によって異なるので，治療選択の際には，患者の意見を尊重することを伝え，患者の意向を確認する（例えば，患者本人がひとりで決める，医師が決める，家族が決める，一緒に決めるなど）。

医学的情報
- 患者の今後の治療方針を伝える。
- 患者が現在利用できる治療法を伝える。
- 治療の危険性や副作用についても説明をする。
- 医師の勧める治療法を伝える。
- 患者が他のがん専門医にも相談できること(セカンド・オピニオン)について説明をする。

社会的情報
- 患者が利用できるサービスやサポート(例えば,医療相談,高額医療負担,訪問看護,ソーシャル・ワーカー,カウンセラー)に関する情報を提供する。
- 患者のこれからの日常生活や仕事についても話し合う。

患者が希望する情報を提供する
- 専門的な医学的情報。
- 標準治療以外の治療も含め,最新の治療(未承認薬,試験中の治療,将来の治療)。
- がんに関する情報の入手法(例えば,本やインターネット)。
- 他の患者からよくある質問。
- 民間療法や代替療法。

患者が希望する話題を聞き出す
- 患者が質問しやすい雰囲気を作る(例えば,患者が発言したときには聴くスキルを使う,十分時間をとる)。
- いつでも,どんな話題でも取り上げる準備があることを伝える(例えば,「何か疑問なことがあればいつでもおっしゃってください」,「どんな話題でも結構ですよ」,「他の患者さんからは○○についてよく聞かれます」など)。
- 会話の合間に,質問する(例えば,「他に何かお知りになりたいことはありませんか?」,「気になっていることはありますか? それはどんなことですか?」,「何か気がかりなことはありますか?」など)。

4. Reassurance and Emotional support
（安心感と情緒的サポート）

目標
- 患者の気持ちを理解する。
- 共感（優しさ，思いやり）を示す。
- 患者と同じように家族にも配慮する。

行動

患者の気持ちを理解する
- 患者の気持ちを探索する（例えば，「今どのようなお気持ちですか？」，「非常に残念というお気持ちでしょうか？」）。
- オープン・クエスチョンを用いて，患者の懸念を聞き出す（例えば，「ご心配なことは何ですか？」，「一番気がかりなことはどのようなことですか？」）。

共感（優しさ，思いやり）を示す
- 患者が感情を表に出しても受け止める（例えば，沈黙をとる，患者の気持ちを自分の言葉で言い換える「眠れないというのはつらいですね」）。
- 悪い知らせによって生じた気持ちをいたわる言葉をかける（例えば，「つらいでしょう」，「混乱されたでしょうか」，「驚かれたことでしょう」など）。

気持ちに配慮する
- 患者の気持ちを和らげる言葉をかける（身近なことや時候の挨拶，患者の個人的な関心事などに触れる「ずいぶんお待たせしました」，「最近寒いですが風邪を引いたりしていませんか？」，「暑い日が続いていますが，夜は眠れていますか？」など）。
- 患者に心の準備ができるような言葉（例えば，「大切なお話です」，「残念ですが」，「少し残念なお話をしなければならないのですが」，「お時間は十分ありますか」，家族の同席を勧める）をかける。

> 明確に伝えるために「がん」という言葉は一度は用いるべきだが，非常に侵襲的な言葉であるため，2回目以降は「がん」ではなくて「腫瘍」，「病気」という言葉を用いる。その他，注意する言葉の例としては，「ホスピス」は「○○病院（具体的な病院名）」，「緩和ケア医」は「痛みの専門家」，「末期」・「終末期」は「病気」，「生存」は「治療が効いた」，「脱落」は「治療が継続できない」，「死ぬ」・「死亡」は「心臓が止まる」・「呼吸が止まる」・「息が止まる」などを用いるとよい。
> 個々の検査の内容や結果，最終的な判断に至る情報を小分けにして，順を追って，段階的に，患者の気持ちを確認しながら伝える。
> 患者が希望をもてるように伝える（例えば，「がんをやっつける治療よりも，一緒に痛みをとる治療に重点をおきましょう」など抗がん治療以外にも可能な医療行為があることを伝える，現状の対策について伝える）。
> 患者が希望をもてる情報も伝える（例えば，「幸い骨には転移はありません」，「痛みはとれましたね」）。
> 悪い知らせを伝えた後，患者の気持ちを支える言葉（例えば，「大丈夫ですよ」，「一緒にやっていきましょうね」など）をかける。
> 最後まで責任をもって診療にあたること，見捨てないことを伝える（例えば，「私たち診療チームはあなたが良くなるように努力し続けます」，「ご希望があれば電話でも相談に乗ります」，「ご希望があれば，転院先を一緒に探しましょう」）。

家族への配慮
> 家族にも時折視線を向け話を進める。
> 理解や質問を確認する（例えば，「ご家族の方もご理解いただけましたか」，「ご家族の方は質問はありませんか？」）。

前述した SHARE の要素を実際の面談でどのように使用するかに関して，時間軸に沿ってポイントを簡単にまとめる。

準備：重要な面談であることを伝える

重要な面談の前には事前の準備からコミュニケーション・スキルを用いる。まず，悪い知らせを伝える（可能性のある）面談の前には，次回の面談が重要なものであることを伝える。家族の同席を促すことは，次回の面談の重要性に対する患者の認識を高めるために役立つ。

また，面談当日はプライバシーが保たれた部屋や十分な時間を確保しておくことも大切である。面談の中断を避けるために周囲のスタッフへの協力を依頼し，電話が鳴らないように配慮する。もしも面談中に電話が鳴った場合には，患者や家族に一言，断りを述べることを心がける。患者の医師に対する信頼は，医学的専門性だけではなく日常診療での挨拶や表情などからも形成されるため，身だしなみや時間を守るなど基本的なコミュニケーションを念頭におく。

STEP 1：面談を開始する（患者が面談室に入ってから悪い知らせを伝えるまで）［起］

面談のはじめから，いきなり悪い知らせを伝えるのではなく，時候の挨拶や聴くスキル（オープン・クエスチョン，アイコンタクト，患者の話を遮らない，患者の言葉を繰り返すなど）を用いる。重要な面談に際して患者は緊張しているため，聴くスキルを使って，患者の話を聴いていることを伝える。同時に，患者が話すことを促すことは，患者の緊張を和らげ，患者の最も気がかりなことを聞き出し，信頼関係を築く助けとなる。また，患者の意向にそって家族の同席を促し，家族に対しても患者同様の配慮をすることが望ましい。

この段階で，患者が自分の病気についてどのように認識しているのかを把握する。悪い知らせを伝えられる患者の精神的ストレスの大きさは知らせの内容だけで決まるのではなく，患者の理解や期待と医学的現実とのギャップの大きさにも影響を受ける。さらに，悪い知らせを聞く心の準備ができているのかを把握し，患者が使う語彙に注意を向けることにより，現実とのギャップの埋め方を平易に細かく伝えるのか，ある程度専門用語を混じえる

のか，何をどの程度伝えるかという戦略を立てることが可能となる。

STEP 2：悪い知らせを伝える　［承］

　悪い知らせを伝える段階では，まず，警告となる言葉をかけることによって患者に心の準備を促す。そして，悪い知らせは明確に伝えることが大切である。例えば，がんを伝える際には「がん」という言葉をきちんと用いて伝える。あいまいに伝えられることを望んでいる患者は少ない。ただし，1回の面談の中で何度も「がん」という言葉を繰り返すことは適切ではない。2回目以降は，「あなたの病気」や「この腫瘍」など言葉を置き換えることが望まれている。つまり，「悪性腫瘍」などの言葉では「がん」と捉えられない場合も少なからずある一方で，「がん」という言葉は患者の心には侵襲的であることから，一度明確に悪い知らせを伝えた後には，適切に婉曲的な表現を用いることによって患者への心理的負担を軽減する。

　悪い知らせを伝えられると，患者には多種多様の感情が惹起される。多くの場合ネガティブな感情である。そのような悪い知らせによって生じた気持ちをいたわることもまた重要である。例えば，沈黙の時間（5～10秒）をとり，患者の言葉を待つだけでも十分患者に共感的な態度を示すことが可能である。共感的な態度は，患者－医師間の信頼関係の構築を促進する。いったん，信頼関係が構築されると，以降，さまざまな困難な局面に直面しても，円滑なコミュニケーションが期待できる。また，後々怒りなどの激しい感情を表出する患者の多くはこのような信頼関係の構築に失敗していたり，不十分なことが原因であるケースもある。

STEP 3：治療を含め今後のことについて話し合う　［転］

　悪い知らせを伝えた後には，今後の治療法や対処法について話し合うことが求められる。第一に治療について，そして，仕事や家庭などの日常生活への病気の影響についてである。患者は医師とさまざまな種類の話をしたいと考えている。しかし現実的に難しい場合には，チームでの関わりであることを伝えたうえで精神科医や栄養士などの専門家を紹介することも有効である。初診の際には，セカンド・オピニオンについて積極的に説明することが望ましいが，長期の治療関係にある場合には見捨てられる感じがしてあまり望まれないことが多い。

STEP 4：面談をまとめる　［結］

　面接のサマリーを行う。伝えた内容を簡単にまとめることにより，伝えた内容への患者の理解を確認することが可能となる。書いて説明した場合にはその用紙を患者に手渡す。そして，何より責任をもって診療にあたることを伝えることが大切である。

　すべての患者が望むコミュニケーションが存在する一方で，患者ごとに意向が異なるコミュニケーションが存在するため，患者ごとの意向を把握するよう常に心がけ，意向にそったコミュニケーションを実践することが大切である。

　次に，がん医療において代表的な「悪い知らせ」である，「難治がんを伝える」，「再発を伝える」，「積極的抗がん治療の中止」を例に，各時期において強調されるSHAREのポイントを簡潔に述べる。

2　SHAREを用いて難治がんを伝える

　難治がんであるという診断を伝える際の面談は，多くの場合，初診から2，3回目の診察時であり，この時期は未だ患者との信頼関係ができていないことが一般的である。紹介されて来談された場合には初診時ということもありえる。そこで，普段に増して信頼関係をより積極的に構築する努力がいっそう大切となってくるのである。椅子から立ち上って挨拶し，自己紹介し，患者をフルネームで呼び，言葉遣いや礼儀正しく接することが信頼関係を築く一助となる。

　また，この時期の患者の多くはがんに関する知識や経験がなく，伝える内容との間にギャップがあまりにも大きすぎることが一般的である。このような患者に難治がんを伝えるというコミュニケーションは至難の技のひとつである。

　患者の人となりを十分理解できていない状況では，理解や反応を予測すること，患者の意向を引き出すことなど非常に骨の折れる作業である。しかし，患者も医療者の反応に細心の注意を向けて人となりを判断していることを心に留めて，コミュニケーションをとるよう心がける。

　患者をよく知る前の段階では，積極的に家族の同席について尋ねる。情報

の共有者が増えることで患者の理解の助けとなる。また家族の同席を勧めることによって，重要な話であることを示唆し，場合によっては悪い知らせであることを示唆することが可能となる。

これまでの経過をオープン・クエスチョンを用いて尋ねることによって，患者のがんに関する認識を知ることが可能となる。さらに患者の使う語彙や話し方から今後コミュニケーションをどのように図るか戦略を立てる。

セカンド・オピニオンについて患者は切り出しにくいと感じていることがあるので，医師から触れ，検査データをいつでも貸し出せることを伝える。このことによって，患者の意向を尊重していく医師の姿勢や診療への自信を示すことができ，信頼を得る機会となる。

3 SHARE を用いて再発を伝える

再発を伝えられる際には，一般的に患者はがんの知識をある程度は整理して有している。また，初回治療時と違って再発時は患者 – 医師の間の関係性ができていることが多い。初対面と違い，患者の意向はある程度推測しやすいと思われる。また，患者もこちらをある程度は理解しているだろう。そのため，言葉よりもよりノンバーバル（非言語的）なコミュニケーションが重要となるが，患者の意向は変化することを念頭におき，思い込みでコミュニケーションをとらないことが重要である。

再発を伝える際に，患者に伝えるべきことは再発の意味するところである。すなわち，一部のがんを除けば，これまでの目標であった根治はもはや望めないことをきちんと伝え，今後の治療の目標はがんをいかに抑えるか，がんを抱えながらいかに生活を維持していくのかにシフトすることを話し合うということである。患者の認識や気持ちのうえで十分準備ができていることを確認する必要がある。言葉で理解できても気持ちがついていかなければ，真の納得は得られない。

また，身体症状がコントロールされている状態や精神的に安定している頃合いを見計らって，最悪の事態である積極的抗がん治療の中止についてもこの時期から話し合っておく。次の「悪い知らせ」の面談の準備を早い段階から開始しておくことが重要である。

4 SHAREを用いて積極的抗がん治療の中止を伝える

　積極的抗がん治療の中止を提案する面談時にしばしば問題となるのは，患者と家族もしくはいずれかが提案を聞き入れられず，さらなる積極的治療を望む場合であろう．その場合には，患者なりの治療をやめられない理由を聞き出すことから始める．患者ごとに異なる理由を有している．時に家族の意思を尊重したものであったり，誤解が生じていることもあるかもしれない．また，頭では理解できても気持ちがついていかないこともあるだろう．そのため，じっくりと患者や家族の言葉，とくに気持ちに耳を傾けることが重要である．再発後早い段階から，積極的抗がん治療を中止するタイミングやその後の生活についての話し合いをもっていると，このような状況をある程度は避けられる．

　積極的抗がん治療を中止した後にどのような生活が待っているか，まったく予想できていないこともある（それによって不安が生じて抗がん治療を希望することもある）ため，その後の生活についての情報を提供し，患者にとっての今後の望ましい生活について，患者，家族，医療者で共有し，現実的に可能な範囲での実現を目標に，療養生活について話し合う．

　また，初診からこれまでの経過（確定診断を得る過程，再発の経緯，各治療の目的，効果，副作用，身体状態の変化など）を一緒に振り返り，「がんばって治療を受けてこられましたね」と患者・家族の辿ってきた道程を肯定することによって，患者や家族が現在の状況を受けとめる一助となる．

　その他，「あとどれくらい生きられますか？」，「私，死んでしまうのでしょうか？」といった難しい質問や，見捨てられ感や怒りなどの患者の感情が表出されることがあるが，このような難しいコミュニケーションに関しては，後の章で詳しく述べる．

〔藤森麻衣子〕

【文献】
1. Fujimori M, Akechi T, Akizuki N, et al : Good communication with patients receiving bad news about cancer in Japan. Psychooncology 2005 ; 14 : 1043-1051
2. Fujimori M, Akechi T, Morita T, et al : Preferences of cancer patients regarding the disclosure of bad news. Psychooncology 2007 ; 16 : 573-581

第4章

悪い知らせを伝える際のコミュニケーションに関する北米の取り組み (SPIKESについて)

　1960年代前半までは，米国においても「がんの告知」は稀であり，患者への医療上の説明も十分には行われていなかった。しかし，1960年代の公民権運動に引き続いて，病院での患者の人権を重視する運動が高まり，医師の「パターナリズム」(家父長主義：独善的に物ごとを決め，押し付けること)が批判されるようになった。また，患者意識の高まりとともに，医療訴訟が頻発し，法廷で医師の説明や患者の同意に関する取り調べが厳しく行われるようにもなった。裁判上の判断基準として，「ニュールンベルグの倫理綱領」を参考に確立したのがインフォームド・コンセントの法理(法の原理)である[1]。患者には「真実を知る権利」があり，医師には「説明する義務」がある。患者の同意を得ることにより，違法性棄却が行われ，医師は患者に侵襲的な医療行為を行っても，傷害罪に問われないことになる。しかし，同時に患者には「真実を知る権利」を放棄する権利，「知らされないでいる権利」もある。また，米国，カナダは移民社会であり，さまざまな文化的背景をもった患者/家族が存在する。1970年代は，悪い知らせを不適切に伝えられた精神的衝撃によって，苦悩する患者/家族も多く存在していた。このような状況の中で，とくに「悪い知らせ」を患者に適切に伝えるための実践的ガイドとして開発されたのが，SPIKESである。学生，研修医への「医療面談」や「悪い知らせ」を伝えるための講座を基に発展してきた。カナダ，トロント大学の腫瘍内科医であるRobert Buckmanを中心に，バイオエシックス研究者，精神科医などさまざまな人々がSPIKESの作成に関わっているが，とくに患者から学ぶことが多かったことを，Buckmanは彼の著書の中で述べている[2]。

1. 悪い知らせの伝え方

　SPIKESは「悪い知らせ」を適切に伝えるための段階を踏んだ手順をまとめたプロトコール（ガイドライン）である。悪い知らせが適切に伝えられる割合を増加させ，医療従事者がより安心して仕事を行い，患者を援助する能力を高め，患者と家族からより学ぶようになることがその目的である。

　SPIKESは6つの段階（表4-1）からなり，悪い知らせを伝える際に必要不可欠な内容が含まれている。2001年に米国臨床腫瘍学会（ASCO）から発刊された公式カリキュラムの中でも取り上げられている[3]。本章では，SPIKESの段階ごとにその内容を解説するとともに，わが国において注意す

表4-1　SPIKES　各段階のまとめ（文献2より引用，改変）

Spikes：場の設定
　①環境を整える
　②タイミングを図る
　③患者の話を聴く技術を働かせる

s**P**ikes：患者の病状認識を知る

sp**I**kes：患者がどの程度知りたいかを確認し，患者からの招待を受ける

spi**K**es：情報を共有する
　①伝える内容（診断・治療計画・予後・援助）を決定する
　②患者の病状認識，理解度に応じて始める
　③情報の提供
　　▪ 情報を少しずつ提示する
　　▪ 医学用語を日常語に翻訳しながら説明する
　　▪ 図を描いたり，小冊子を利用する
　　▪ 患者の理解度を何度も確認する
　　▪ 患者の言葉に耳を傾ける

spik**E**s：患者の感情を探索し，対応する
　患者の感情に気付き，思いやりを示す

spike**S**：今後の計画を立て，面談を完了する
　①今後の計画を立てる
　②面談のまとめを行い，質問がないか尋ねる
　③今後の約束をし，面談を完了する

べき点も同時に述べる。

1）最初の S：Setting（場の設定）

　SPIKES 最初の"S"は setting（設定）を意味している。「悪い知らせ」を伝える場を設定し，そのタイミングを図り，患者の話を聴く技術を働かせることがこの段階で必要なことである。悪い知らせを伝える面談では，プライバシーが保たれる静かな場所を設定し，患者の近くに適切な距離を保って座り，目線を合わせる（アイコンタクトを保つ），患者との間に障害物を置かないなどの配慮が必要である。入院中の場合は，面談用の個室で行われることが望ましいが，個室がない場合は，ベッド周囲のカーテンを引き，患者のプライバシーに配慮する。必要に応じ，家族／友人の同席を促しておく。

　悪い知らせを伝えるタイミングも重要である。患者の病状，精神状態，疾患の緊急度，検査の状況などを含め，総合的に判断する。患者との面談開始前にカルテ，X線写真などを確認し，患者の問題点や伝える内容を把握しておくことが必要である。

　「聴く技術」を働かせるためには，患者と良い関係を作ることが重要である。初診時には自己紹介をし，患者のケアにおける自らの役割を明確にしておく。「自己紹介」は人間関係の基本であるが，わが国の病院では「医師からの挨拶」はなされていないことが多い。医療従事者は自己紹介を習慣づけることが大切である。

　患者から話を聴く技術には，アイコンタクトを保つ，患者の話にうなずく，オープン・クエスチョン（はい，いいえで回答できない質問）を用いる，患者が言った言葉を繰り返すなどがある。患者の話を遮らないことが重要である。

S（Setting）での用例

- 「山本一郎さんですね。呼吸器内科の鈴木 明です。よろしくお願いします」
- 「気分はいかがですか？」
- 「体調はどうですか？」

2）P：Perception（病状認識）

　P（perception）は患者の認識度を知る段階である。悪い知らせが何故悪

いものであるかは，「患者の認識」と「現実」との差による。「悪い知らせ」の本質に関わる段階である。患者が自分の病気をどの程度深刻に考えているかを知り，患者の教養，感情，語彙などを把握することもこの段階で必要なことである。

　患者の自分自身の病状に対する認識を知り，現実とのギャップを埋めながら「悪い知らせ」を伝えることが必要であるし，患者の理解度に合わせて説明するためにもきわめて重要な段階である。

P (Perception) での用例

- 「前の病院の先生からはどのような説明を受けましたか？」
- 「前回お話したことを覚えておられますか？」
- 「ご自分の病気をどのようにお考えでしたか？」
- 「最初の症状が現れたとき，どのような病気だと感じましたか？」

3) I：Invitation（患者からの招待）

　SPIKESの"I"はinvitation（招待）を意味している。これは医師からの「招待」ではなく，患者からの「招待」であることに注意する。患者がどの程度の情報を知りたがっているかを確認する段階である。

　invitationの目的は，患者がどの程度の情報開示を求めているのか，「悪い知らせ」を聴く心の準備ができているかどうかを確認することである。医療従事者は，患者が知りたいと考える情報は経過とともに変化することを知っておくことが必要である。

　家族と患者本人との意向が異なる可能性がある場合は，患者からのinvitationを受けることで解決することができる。わが国ではがんの診断が得られた後，家族だけに説明して本人へ伝えるかどうか，家族の意向を確認することが広く行われているが，診断結果を家族のみに伝えて，患者本人に伝えないことは倫理的にも，法的にも問題がある。医師にとっては，患者本人に「悪い知らせ」を伝えるより，家族へ伝えるほうが気楽であるが，場合によっては患者本人よりも家族のほうがより強い精神的打撃を受けることがある[4]。患者本人へ伝えることが原則であり，医師の責任である。

　患者のinvitationを受けるための言葉かけは，慣れない場合は決まり悪く感じるかもしれないが，患者の意志にそった診療のために重要な段階であ

り，このことが患者/家族を傷つけることはない。この段階を踏むことによって，患者の知りたくない権利を尊重することができる。また，今聞きたくないことも，後で準備ができたら説明できることを伝えることも大切である。

(I (Invitation) での用例)

- 「それではこれから検査結果をご説明しましょうか」
  Pt：「はい，お願いします。」（これが患者からの invitation となる）
- 「検査結果を詳しく説明しましょうか，それとも短くまとめてお話しましょうか？」
- 「病状について，どの程度知りたいですか？」
- 「今後の一般的な経過や先々の見込みについて知っておきたいほうですか？」

4) K：Knowledge（情報の共有）

SPIKES の "K" は knowledge を意味している。「情報の共有」の段階である。これまでの段階で患者の病状に対する認識（P）を知り，これから説明する医学情報をどの程度知りたいか（I）をすでに把握しているため，これらを生かしてこの段階で情報の共有，を行う。医師の腕の見せ所である。

病名は認識していても，その予後に関する認識が不十分な場合がある。無治療での経過がどの程度なのか，治療の意義（目的）はどのようなものかについて医師・患者が情報を共有することが必要である。

K：「情報の共有」において重要な点は，患者の認識度や理解度に応じて，わかりやすく説明することである。病院にいる患者は，異国に迷い込んだ異邦人にたとえられることがある。「医学用語」は医師には慣れ親しんだ言葉でも，患者には外国語のように聞こえてくる。例えば「侵襲」という言葉があるが，これも医学用語で，一般人に「しんしゅうが大きい治療です」などと説明しても理解できない。医学用語を日常語に「翻訳」するような意識で説明をすることが必要である。図を描いたり，冊子を利用してわかりやすく説明する。説明のときには，患者が用いた言葉を使うとよい。患者が「肺の陰」と発言していた場合は「肺の陰を検査した結果は……」などと説明する。また，情報を小出しにして，患者の理解度を何度も確認することが重要である。患者の認識が医学的事実と大きく異なる場合は，「驚かれるかもしれま

せんが」などの「警告」を入れながら話を進める。この「警告」は患者が悪い知らせを聞いたときの精神的衝撃を少なくするためのものである。「警告」を入れた後は，数秒の間を取った後に説明を始める。ラテン語の communicare（共有する）がコミュニケーションの語源といわれているが，一方的にならず，双方向に対等の立場で行うことが「情報の共有」では重要である。しかし，"K" の段階では，医師のみが患者の情報を知っているため，その関係は対等ではない。ここで重要なことが患者への思いやりである。

K（Knowledge）での用例

- 「残念な結果なのですが……（間をとる）」
- 「率直に申し上げますと……（間をとる）」
- 「予想されていた結果かもしれませんが……（間をとる）」
- 「ここまでのところは理解できましたか？」

5）E：Emotion（感情への対応）

SPIKES の "E" は emotion（感情）/ exploration（探索）/ empathy（思いやり）を意味する。悪い知らせを伝えられた患者がどのような感情をもっているかを exploration（探索）し，対応する段階である。「悪い知らせ」を伝える面談の成功の鍵を握る，きわめて重要な段階だが，経験豊富な医師でもこのことを忘れがちである。医療従事者は，感情を表に出すことが比較的少ないわが国の患者への対応において，この段階を意識しておくことがとくに必要である。empathy は「共感」と日本語訳されていることが多いが，「思いやり」と訳したほうが適切だと筆者は考える。

患者が感情（emotion）を表し，涙を流すような場面では，「当然のお気持ちだと思います」などの言葉かけとともに，患者の気持ちを思いやり，沈黙を保つ，ティッシュペーパーを差し出すなどの非言語的／身体的コミュニケーションも大切である。

感情の表出がない患者には，「今考えていることを教えていただけますか？」などの言葉かけを行うとよい（exploration：探索）。

この段階では患者／家族の感情に医療者も影響を受けるため，医療従事者自身の感情を自ら把握することも大切である。医療従事者自身に否定的な感情が現れた場合は，その原因を自ら解析するとよい。自らの感情の解析を

行っている間に落ち着いた精神状態になってくることが多い。

　感情への対応は困難な仕事だが，患者の感情に適切に対応した場合，医師自身が患者に対する大きな支え，最も有効な「治療薬」となり，患者から深く感謝されるであろう。医師にとって最大の報酬なのである。

E（Emotion）での用例

Exploration（探索）の例
- 「今，どのようなお気持ちですか？」
- 「それはどのような意味でしょうか？」
- 「心配されていることを教えていただけますか？」
- 「それについてもっと詳しく教えてください」

Empathy（思いやり）の例
- 「驚かれたことでしょう」
- 「つらい思いをされましたね」
- 「………（沈黙に耐える）」
- 「期待した結果ではありませんでしたよね」
- 「私も残念に思います」

6）最後の S：Strategy / Summary

　SPIKES 最後の"S"は strategy（戦略）/ summary（要約）である。この段階では，悪い知らせを伝えられた患者に，今後の計画と，面談のまとめを伝える。患者や施設の状況によって伝える内容は異なるが，基本的な考え方は同じ：将来の明確な，患者とともに決定される計画があることを保証すること，である。

　この段階では「悪い知らせ」に関する今後の方針を明確にするとともに，患者の理解を確認することも必要である。面談の重要な点を要約し，「何かご質問はありませんか？」と言葉をかける。そのとき質問がない場合でも，その後，気になることや疑問点が出た場合にはいつでも質問できることを伝えておく。

　「積極的治療の中止」を伝える面談は，「がんの告知」に慣れた医師にとっても困難なものである。このような面談において重要な点は，「あなたにできる治療はもうありません」ではなく，患者自身の問題点，不安を理解した

うえで，今後の方針を明確にするとともに，選択肢を示すことである。担当医の役割も伝えておく。専門施設で終末期ケアを行うことが困難な場合は，転院時には責任をもって紹介することを伝える。終末期ケアが可能であっても，患者自宅近くに適切な施設がある場合は，選択肢として伝えることも必要である。「積極的治療の中止」のみならず，さまざまな状況において，「最悪の事態に備え，かつ最善の状況を期待する」という考え方を患者と医療者が共有することが重要なのである。

　最後に次回の予約を取り，面談を終了する。次回の予約なしに，面談を終了してはならない。転院などで次回の予約がない場合でも，「私に相談が必要なときは電話で連絡してください」などと伝えておくことが大切である。

2．おわりに

　2001年に行われたアンケート調査では，わが国の病院における「患者に対する心理的・社会的サポート」が「きわめて不十分／あまり十分でない」と回答した割合が96％と報告されている[5]。「悪い知らせ」を適切に伝えることを含めた，患者／家族の支援はわが国の医療者にとって重要な課題のひとつである。

　SPIKESの各段階は，「悪い知らせを伝える」うえにおいて，それぞれが重要な概念である。しかし，SPIKESはあくまでもガイドラインであり，SPIKESに記載されたとおりに行うことが大切なのではない。evidence-based medicine同様，その本質を理解し，目の前の患者に応用することこそが重要なのである。

〔久保田　馨〕

【文献】

1. 星野一正：医療の倫理．岩波新書，岩波書店，2001
2. Buckman R，著，恒藤　暁，他訳：真実を伝える－コミュニケーション技術と精神的援助の指針．診断と治療社，2000
3. American Society of Clinical Oncology 公式カリキュラム．2001
4. 江藤　淳：妻と私．24-25，文藝春秋社，1999
5. 広井良典：持続可能な福祉社会－「もうひとつの日本」の構想．ちくま新書，筑摩書房，2006

note

SPIKES と SHARE の関連は？

「SPIKES と SHARE の関連は？」という質問を受けることがある。SPIKES は，前述のとおり，Robert Buckman 博士が提唱し，米国臨床腫瘍学会（ASCO）から発行されている公式カリキュラムの中でも取り上げられている，悪い知らせを伝える際のコミュニケーションに関する6つの手順である（表1）。さらに基本的コミュニケーション・スキルである CLASS を表2に示した。CLASS の各要素を面談の時系列に沿って並べ替え，強調すべきものを独立させたものが SPIKES であるといえる。

一方，SHARE は患者が悪い知らせを伝えられる際に医師に対して望むコミュニケーションの各要素である．患者の意向を反映したコミュニケーション・スキルである。時間軸は考慮されていない。また，とくに情緒的サポートを重視しているため，面談の時系列に沿って並べ替えてみると，図に示したような概念図となる。

表1 「悪い知らせ」を伝えるための SPIKES

> S : **S**etting up the interview
> 　　患者と話す場の設定
>
> P : assessinng the patient's **P**erception
> 　　患者の病気に対する知識の評価
>
> I : obtaining the patient's **I**nvitation
> 　　説明する内容への患者の希望の確認
>
> K : giving **K**nowledge and information to the patient
> 　　患者への医学的事実の説明
>
> E : addressing the patient's **E**motions with empathic responses
> 　　患者の感情への感情移入を伴った対応
>
> S : **S**trategy and **S**ummary
> 　　今後の方針および説明をまとめる

表2　基本的なコミュニケーション・スキル

C：**C**ontext
　　場の設定
　　近くに座る，挨拶をする，非言語的コミュニケーション

L：**L**istening skill
　　聴くスキル
　　目を見る，触れる，開かれた質問，認識の確認，重要な言葉の反復

A：**A**cknowledgement
　　共感するスキル
　　患者の気持ちを探索し理解する，患者の気持ちを繰り返す

S：**S**trategy
　　方針
　　治療計画について話す，決定を協力する

S：**S**ummary
　　要約
　　話し合いの要約，次の面接の契約

Step 1	S	C	L
Step 2	P		L
Step 3	I		L
Step 4	K		
Step 5	E		A
Step 6	S	S	S

Context　Strategy
Listening skill　Summary
Acknowledgement

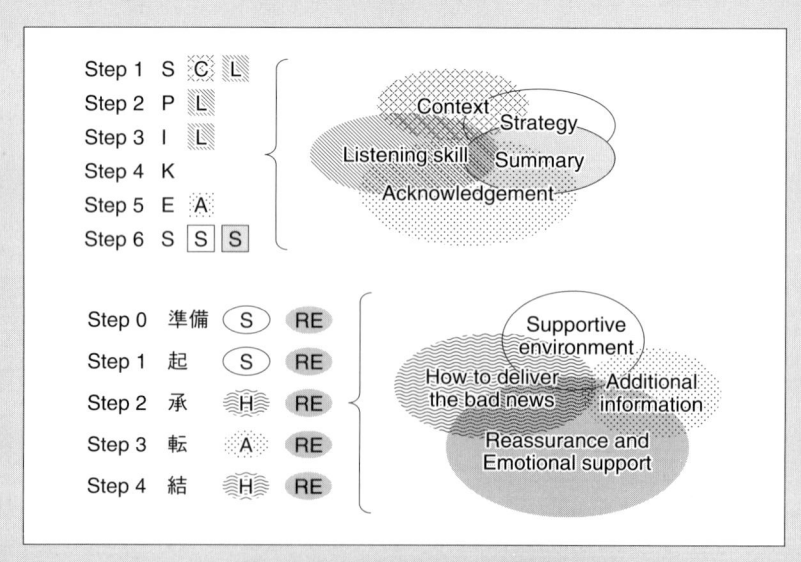

Step 0	準備	S	RE
Step 1	起	S	RE
Step 2	承	H	RE
Step 3	転	A	RE
Step 4	結	H	RE

Supportive environment
How to deliver the bad news
Additional information
Reassurance and Emotional support

図　SPIKESとSHAREの概念図

筆者らは，SPIKESプロトコールを用いたコミュニケーション・スキル・トレーニングの創始者のひとり，MDアンダーソンがんセンター精神科教授Walter F. Baile氏の指導を受けて，SPIKESプロトコールを用いてコミュニケーション・スキル・トレーニングを実施してきた。ロールプレイ中に会話が行き詰まるポイントとしてP（Perception）とI（Invitation）があげられる。Perceptionは病気についての患者の認識を確認するステップであり，Invitationは患者が悪い知らせを聞く準備ができているかを確認し，どれくらいの情報を希望しているのかを確認するステップである。この2つのステップは非常に重要な要素であるが馴染みが少ないため，最初の段階でとりわけ強調されると非常に不自然な面接になってしまい，PとIの学習にかなり多くの時間を割いてしまい，主眼として強調したいEmpathyに費やす時間が少なくなっていた。

　また，患者の望むコミュニケーションに関する筆者らの調査研究の結果から，SPIKESプロトコールで強調されている6つのポイント以外にも，患者が望んでいるコミュニケーション（例えば，家族への配慮や日常生活への影響についての話し合いなど）があること，情緒的なサポートは面談の最初から常に提供することが大切であることが示されたことや，文化的背景を考慮したコミュニケーションが必要であると感じたことなどから，SHAREという形でコミュニケーション・スキルをまとめるに至った。

　SPIKESやSHARE以外にもコミュニケーション・スキルとして紹介されているさまざまな文献がある。SHAREがコミュニケーション・スキルに取り組む手がかりのオプションのひとつとなれば幸いである。

〔藤森麻衣子〕

【文献】

1. Baile WF, Buckman R, Lenzi R, et al : SPIKES－A six-step protocol for delivering bad news ; application to the patient with cancer. Oncologist 2000 ; 5 : 302-311
2. Buckman R, 著, 恒藤　暁, 他訳：真実を伝える－コミュニケーション技術と精神的援助の指針. 診断と治療社, 2000
3. American Society of Clinical Oncology 公式カリキュラム. 2001
4. Fujimori M, Akechi T, Akizuki N, et al : Good communication with patients receiving bad news about cancer in Japan. Psychooncology 2005 ; 14 : 1043-1051
5. Fujimori M, Akechi T, Morita T, et al : Preferences of cancer patients regarding the disclosure of bad news. Psychooncology 2006 ; 16 : 573-581
6. Fujimori M, Parker PA, Akechi T, et al : Japanese cancer patient's communication style preferences when receiving bad news. Psychooncology 2007 ; 16 : 617-625

第5章 がん診断，再発，終末期の心の反応を理解する

　人の心を端的に表すときに，「知・情・意」という言葉が使われる。「知」は知識，「情」は感情を表すが，「情」はとくに良悪の判断をする場合に重要な役割を果たす。「意」は意思や意識である。

　インフォームド・コンセントを前提としたがん医療では，がんの診断を含む多くの（主に悪い）情報が説明され，最終的に患者の同意をもって医療が始まる。「説明と同意」というインフォームド・コンセントの訳を，人の心（知・情・意）に対比させると，「情」がすっぽり抜け落ちていることがわかる。本来，説明すべき情報という言葉には「情」が入っているが，単なる「説明」というと画一的な無機質な「知」の提供という冷淡な響きがある（図 5-1）。

　本来，患者の感情を理解することもインフォームド・コンセントには含まれているはずである。今後，医師には，「情」をさらに意識したインフォームド・コンセントを，そしてすべての医療従事者に「情」のこもったコミュニケーション・スキルの習得が期待される[7,8]。

　ここではインフォームド・コンセントを前提としたがん医療の現場でコミュニケーションが促進されることを願って，がんの臨床経過にそってみられる通常の心理的反応とその基本的対応について述べる[1,3,4,10]。

```
┌─────────────────────────┐
│    説明　と　同意        │
│                         │
│    知 ⇄ 情 ⇄ 意         │
└─────────────────────────┘
```

図 5-1　インフォームド・コンセント（説明と同意）と，人の心（知・情・意）

1. がんへの心の反応に関連する要因

　患者のがんに対する心理的反応は，図5-2に示すごとくQOLの一側面であるが，がんの種類とその治療法によって大きく影響を受ける。がんの部位・病期により予後はさまざまであり（完治から非治癒まで），また治療法によりその後の障害の程度がさまざまである。とくに，難治がん，頭頸部がんの心理的適応は難しい。

　まず，身体状態が重篤で，適切な症状緩和やリハビリテーションが行われなければ，心理的反応は当然影響を受ける[6]。逆に，痛みがなく日常生活への支障がないと，良好な心理状態が維持されることが多い。

　次に，心理・社会・行動学的要因として，まずがんに罹患した年齢があげられる。各年代には人生のうえでの役割や課題があり，がんに罹患することでそれらが大きな危機にさらされる。とくに未成年の子どもを抱えた壮年期の

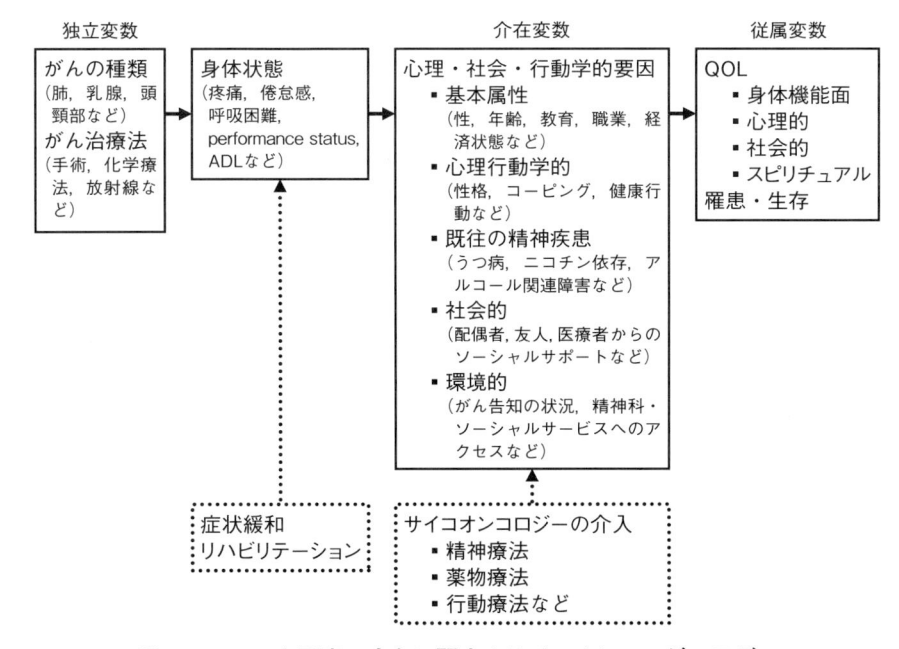

図5-2　QOLと罹患・生存に関するサイコオンコロジーモデル

患者，とくに乳がん患者は，現実的な職業上・経済上・家庭内での問題を多く抱えており，それらが何かを理解したうえで援助することが重要である。

一般的には，がんという大きな課題に対し有効とされている対処法は，楽観的な見方を持ち続け，がん治療への建設的で能動的なアプローチを探索し，他人からの援助を積極的に受け入れていく姿勢である。しかし現在までのところ，生存に有意に関連する特別な性格や対処法はないので，例えば，神経質な患者にいきなり外向的に指導するようなことは避けたい。患者にはこれまでの人生で課題を乗り越えるために使い慣れた対処法があり，その方法を尊重することは，自信を失いかけている患者にとってきわめて重要である。とくに患者ががんに対する信念や民間療法を訪ね回ってきた行動を語った場合，それが医療スタッフには無駄な努力に感じられても，それに対する言動はきわめて慎重にしたい。あからさまに叱責したりすることは有害である。

患者はがんの診断により，大きな心理的衝撃を受けると同時に，多くのがんに関する情報を手にしていく。その過程で，家族・スタッフからの心理的援助，とくに治療を担当する医師からの心理的サポート，つまり良好なコミュニケーションは当然であるが重要である[9]。人的資源の乏しい患者は不適応を起こしやすく，地域や病院内でのがん告知の状況，精神科やソーシャルサービスへのアクセスなど環境も考慮しなければならない。身近な人をがんで亡くした経験も適応を悪くする要因である。日常的にマスメディアから入ってくる豊富な情報の中で，全く真実を告げられずに，あるいは不確かな情報をもとに，疑念を抱きながら闘病することは，患者のみならず家族・スタッフにとってもきわめて難しい状況となっている。また，患者の復帰を受け入れる社会のもつがんに対する先入観は，患者に過度の恐怖や絶望を与える場合がある。

2．がんの臨床経過にそった患者の心理的反応

がん患者のたどる新しい局面において，そのつど新しい情報が開示され適応していくこととなるが，少なからず不確実な部分を含んでおり，診断の開示の有無にかかわらず常に不安と期待を抱いている。楽観的に建設的にがん治療に取り組む患者において，否認は少なからず観察される。

1）がんの症状自覚

　まず，がんを疑う症状を自覚したときから患者の心理的反応は始まる。がんの疑いを誰もが否認するが，不安がもともと高い人や，がんは治らないという考えや自分の健康に関して強い信念をもっている人などは，医療機関への受診が遅くなる。"受診遅延"を減らすためには，がんに対する恐怖に満ちた先入観を減らし，正しい知識を提供することが重要である。

2）がんの精査

　検査中，大丈夫だという思いと，最悪の場合を恐れる気持ちとの間を揺れ動く。見慣れぬ機械に囲まれて検査を受ける患者にとって，医師や技師の一挙手一投足が大きなストレスとなり，心理的配慮は非常に重要である。この時期の患者は理解力や記憶力が落ちており，ちょっとしたスタッフの会話に敏感に反応することを銘記しておくべきである。また，得られた検査の結果を早めに伝えることは，きわめて重要である。

3）がんの診断

　危機的状況に際してがん患者は衝撃を受ける。"頭が真っ白になった"と表現することもある。その後，がんという生命の危機への最初の防衛機制は"信じないこと＝否認"である。「何かの間違いではないか！」という否認は，こうして心理的に距離をおいて，危機から自分を守ろうとする合目的的な対処方法である。そのほか，"もう駄目だ，治療も無駄だ"と絶望感を感じる。怒り（どうしてあいつでなく自分なんだ）や取り引き（きっといい治療法が間に合うに違いない）といった防衛機制を状況に応じて使って心のバランスを保ち，一貫して希望をもち続ける。がんの臨床経過にそって段階的に心理的過程を踏んで進んでいくというよりは，混在した機制をもっていると理解したほうがよい[5]。

　この最初の2〜3日間続く衝撃の時期の患者は，医師の説明が理解されていないこともあるので，治療計画などを伝えるには，沈黙を十分にとりながら動揺した気持ちへの対応が必要である。混乱・不安・恐怖・悲哀・無力感・絶望感などとともに，不眠・食欲不振などの身体症状や集中力の低下が感じられるようになり，一時的に日常生活に支障をきたす場合もある。

　1週間から10日でこの状態は軽減し，新たな状況への適応の努力が始ま

る。このような動揺は，患者の多くが経験することであると伝えることが，患者には大きな保証（validation）となる。「自分ひとりが弱いのではないか」と感じることがむしろ一般的である。適応が始まると，患者は情報を整理し，現実の問題に直面することができるようになり，楽観的な見方もできるようになる。たとえ進行がんであっても，身体状態が悪くなければ自分のがんに限っては良くなるかもしれないと希望をもつのが一般的である。健康な否認である。がんに関する知識がこの時点では少ないことと関係しているのかもしれない。がんの症状自覚から現在までの情報整理を，患者と一緒に振り返り，その過程で信頼関係は築かれ，単なる知識も感情の表出をしていくことで腑に落ちる。より良いコミュニケーションが生まれ，がんへの適応は早くなる。

　一方では，情報化社会の現代においても病名すら知らされていない患者も存在する。このような患者の多くは，しばらく経つと病状は認識されていると考えるのが妥当であろう。認識していながらも家族とのコミュニケーションを絶ち引きこもる患者も少なくない。

4）初期治療

　患者の次の局面は初期治療である。インフォームド・コンセントが求められる。いくつかの選択肢の中から治療法を選ばなければならない場合，患者は治療のネガティブな側面はとくに記憶に残りにくいため，情報の伝え方やその後の理解の仕方の確認は重要である。また，がんの治療はつらい，生命を縮めかねない危険なものというイメージも強く，治療を待つ間の不安は非常に高い。具体的には治療の手順，予期される副作用やその対策を伝えることが不安を低下させる。その治療の経験者に話をしてもらうことはさらに有効である。

　手術は治癒が期待できる反面，機能障害や外見上の変化をもたらし，その程度は適応を大きく左右する。全身麻酔に対し強い恐怖を抱く患者もいる。化学療法には種々の副作用があるが，なかでも悪心・嘔吐は行動学的に条件付けされやすく，化学療法を連想させる病院や医療スタッフに接しただけで悪心・嘔吐を示す患者もいる（予期的嘔吐）。強力な制吐剤（セロトニン3ブロッカー）を適切に使用することや，治療前からリラクゼーションの練習を行って，ある程度自分で症状をコントロールする試みも，予期的嘔吐に対

し効果的である。脱毛・肥満など外見を変化させる副作用は、患者の自尊心を低下させ、社会活動を減少させるため対策が必要である。放射線療法に対しては、被曝および手遅れの患者への治療というイメージからくる恐怖が強い。これらの治療に耐える力を患者に与えるために、スタッフは積極的に情報や心理的援助を与えるべきである。

5）リハビリテーション

大まかに3つの時期を迎える。①初期治療から1年間、②治療後3年間、③治療後3年以降の時期である[2]。

患者はあわただしく進んだ初期の集中的な治療から離れ、まさに急性の危機的状況から徐々に日常へ戻っていくが、退院と同時に入院中の医療者、家族や同病者からの過剰なサポートから放たれる。6ヵ月から1年をめどに治療に関連した身体状態は概ね回復し、身体に関する不安・恐怖は弱まっていく。しかし一部の患者では、進行がんを末期がんと解釈したり、治療に関連した機能障害や外見上の変化（頭頸部がん、脱毛）が喪失として強く認識される。自殺のリスクが高い時期である。身体の喪失は少なくても、がんという病気の経験者がいない職場や家庭の中に戻っていくことは、がん患者という烙印によって、「がんだから無理をしてはいけない」と扱われて家庭や社会での役割が修正され、疎外感を強く感じる。この時期には、弱音を吐ける存在、さらにサポートグループやがんに関する教育などの心理的援助がきわめて重要である。

初期治療後から3年間は再発の可能性が高い時期であり、つらい時期である。初期治療後の身体の症状が軽快するにつれ再発不安が顕在化する。例えば乳がんの補助化学療法がつらい治療であったにもかかわらず、治療の手を緩めることで再発するのではないかといった恐怖を抱く。さらに、倦怠感、エネルギーの低下、機能喪失（術後リンパ浮腫など）、仕事への復帰、親としての役割の変更、生殖能力、性的問題などが現実の問題となる。とくに肉体労働、職場の受け入れ態勢の不備、頭頸部がんは復職率の悪さと関連する。

治療後3年を経ると、多くのがんで再発の可能性が低くなり、「そういえば、テレビをつけるまでがんのことを忘れていた」とか、「今週はがんのことを考えない時間帯があった」などとの声が少しずつ聞かれるようになる。がんになる前の価値観を見直し、その後、優先事項の整理が行われ、人生の

再統合，再設計を図っていく時期となる。エネルギーの低下などの身体状態や社会とのつながり（仕事，リクリエーション活動）に関する問題などにより，拡大していた将来計画は修飾され収束する一方で，心理学的には家族や友人との関係は充実し，また心の内面の充実も図られていくようである。

6）再発

　がん患者の約60％は，がんの再発，進行，死の転帰をたどる。再発を告げられた患者の心理過程はがん診断時のそれとほぼ同様である。が，がんの知識が豊富に整理されている分，事態はきわめて深刻で，現実を否認しきれず破局的な心理的打撃を受ける。最もつらい時期であったと述懐する患者が多い。治癒を目標とした初期治療は間違いではなかったが，結果的に振り返ってみて不成功に終わったことを，医師も患者とともに受け入れる必要がある。この再発の時期は，将来にわたる重要な決定が待ち受けている時期なので，安易なコミュニケーションでやり過ごすのではなく，しっかりと受けとめる必要がある。がんの治癒が望めない以上，患者，家族の本来の人生目標，生活信条を聞き出し，患者の意向にそったがん医療の提供が望まれる。目標が治癒から延命に変わったわけであるから，洋の東西を問わず最も深刻な時期である。きちんとコミュニケーションが取れていない場合は多く，ここからのボタンの掛け違いが起こりやすい（例：一見無意味にみえる抗がん治療の繰り返し）。

　死と時間が限られていることに直面する一方で，多くの現実的問題に対応していかなければならない。がん年齢世代は自立を既に獲得した年代であるので，自立性の喪失に引き続く他者への依存が予期され苦痛となってくる。自立性の喪失，そして自律性の喪失からくる苦悩に苛まれる。

　湧いてくる怒り，見放されることへの恐怖が語られる一方で，不確実さからの解放が述べられることもある。スタッフはどういう状況下でも希望を支えつつ，最善の治療を継続していくこと，同時にあらゆる苦痛をコントロールしていく準備があることを積極的に伝えていかなければならない。

　再発時の精神的動揺は，それを予期していなかった患者においてより強い。このことからも，初期治療終了後の医学的な教育が有用であるといえる。

7）進行期

　病状が次第に進行してくると，種々の身体症状のために日常生活が制限される。患者の精神状態はその日その日の体調により大きく左右され動揺するため，症状緩和はきわめて重要である。自立できないことが増えるにつれ，他者への依存が現実のものとなってくる。とくに，依存の相手となる身近な人（付き添い，同室者，担当スタッフなど）との人間関係が患者の生活を左右するため，見捨てられることへの不安が強くなり，患者は従順となる。残された唯一のものが意思決定能力となることもありうるので，積極的な意思決定への参加を促す必要がある。

　一方で，より近づいてきた死に対する防衛機制として，否認がしばしば用いられ，がんがまるで念頭にないかのような言動，時計が早回りしているかのように精力的になったり無謀な活動を始めたりすることがある。患者のこのような態度と時間が残り少ないことに焦る家族やスタッフとの間にギャップが生じるが，ある程度は，患者が安定を保つためにやむを得ず行っている反応として受け入れる必要がある。

8）終末期

　終末期は一般的に治癒の可能性がなくなり，予後が概ね6ヵ月の時期と定義されるが，Kastenbaumは「死」は主治医がもはや効果的な治療法がない，と判断した時点から始まるとするのが最も適切だとしている[8]。積極的抗がん治療の中止を患者に伝えることは非常に難しいコミュニケーションのひとつである。治療法がないことは患者に伝えられていなくても，死に臨んでいる患者は，周囲の状況から自分の状況についてよく感じとっている[2]。終末期には愛する人との関係を失うこと，自律性を失うこと，身体機能を失うために生じる自立性の喪失など，多くの喪失が待ち受けている。ここで注意したい点は，患者は「死」そのものというよりも，「役に立たないから周囲の重荷になっているのではないか，自分は価値がないから見捨てられているのではないか」という精神的苦痛を抱きやすくなっていることである。とくに，「自分は何のために生きてきたのだろうか，何を成し遂げてきたのか」という「人生，志なかば」との思いの強い患者においては，医療チームによるスピリチュアルなケアは重要となってくる。

　孤立感を増す原因は病院にもある。多くの病院・病棟・病室は，急性の病

気の治療を効果的に遂行できるように作られている。使用されることはないと思われる最先端の医療機器に囲まれた病室に死にゆく人がいることに，医療者も家族も，そして患者自身も居心地の悪さを感じている。治癒できる急性期の患者が大半を占める病棟では，治癒できないことは敗北に等しいと感じてしまうこともある。また，死にゆく人へのケアを意識しながらも，急性期の患者の処置に追われることに負い目を感じている医療者もいる。不快な症状が長引いて患者が一時的に自暴自棄になったりして，周囲に怒りとして感じられるようになると，スタッフは足が遠のいてしまう。わが国の病院・病棟・病室では，「死にゆく患者」は何かしら特別なものであると感じられてしまう。患者は医療者のこのような感情を敏感に感じ，孤立感を増す。がん患者の95％が死を迎える一般病院に精神科医を含めた緩和ケアチームの導入が期待される。

　終末期には，単に支持的に関わり傾聴するだけでは有効ではない場合がある[1]。そこで，積極的に個別性を尊重することが重要となってくる。死にゆく社会的・実存的存在としての「人」が，単なる「終末期・がん・患者」としての生物学的存在として扱われないための，個別の配慮が必要である。具体的には患者の生活歴などをオープンにすることが糸口となる。死にゆく患者に足が遠のくスタッフに，「30歳代で会社を興した人だ」とか，「彼女にはお子さんが4人もいて学校に行かせた」といった情報を知らせる。なにも輝かしい過去をということではなく，誇りにしてきたエピソード，これまでの仕事や趣味，大事にしてきたことや，つらくてもがんばってきた生涯や物語などを聞き出すと，社会的・実存的存在としての個人の歴史を踏まえたうえでの関わりが始められる。個人の過去・現在を共有することで，「終末期・がん・患者」としての関係を越えて接することができ，たとえほんのわずかな予後，1ヵ月であっても未来への希望について話し合えるようになる。医療チームは症状緩和において患者に対してすることが少なくなるにつれて，罪悪感や無力感をもつこともあるが，死にゆく「人」のもとを訪れ続け，人とつながっている感覚を維持することが重要である。

　緩和ケアの技術が進歩しつつある現在においても，患者の苦痛のすべてが取り除けるわけではないが，十分な症状の緩和が達成できていない場合においても，患者と接するのを躊躇してはいけない。病院で医療者と患者・家族として出会ってからの交流となるが，患者も家族も，そしてまた医療者も一

人ひとりの人間として対等である。病院の中での立場の違いはあるが，その違いを最大限配慮したうえで，患者と家族のケアに医療者として与っているという自覚が重要である。

3. おわりに

以上，がんの臨床経過にそって通常みられる患者の心理的反応とその基本的対応について述べた。さらに患者理解を進めるには，外部の指導者の入った症例検討会をお勧めしたい。コミュニケーションによって，深く理解された患者と家族の意向の尊重こそが，ケアの核心と思われるからである。

〔内富庸介〕

【文献】
1. Chochinov HM, Breitbart W : Handbook of psychiatry in palliative medicine, 1st ed. Oxford University Press, 2000
 内富庸介，監訳：緩和医療における精神医学ハンドブック．星和書店，2001
2. Frankl VE : Man's search for meaning. Pocket Books, 1984
3. Holland JC, Rowland JH : Handbook of psychooncology. Oxford University Press, 1990
 河野博臣，他監訳：サイコオンコロジー．メディサイエンス社，1993
4. Holland JC : Psychooncology. Oxford University Press, 1998
5. Kubler-Ross E : On death and dying. Macmillan Publishing, 1969
 川口正吉，訳：死ぬ瞬間－死にゆく人々との対話．読売新聞社，1971
6. Regnard C, Hockley J : Flow diagrams in advanced cancer and other diseases. Edward Arnold, 1995
 阿部 薫，監訳：フローチャートで学ぶ緩和ケアの実際．南江堂，1999
7. 内富庸介：サイコオンコロジー現状と課題．精神医学 1999 ; 41 : 682-696
8. Uchitomi Y : Psychooncology in Japan ; history, current problems and future aspect. Jpn J Clin Oncol 1999 ; 29 : 411-412
9. Uchitomi Y, Mikami I, Kugaya A, et al : Physician support and patient psychologic responses after surgery for nonsmall cell lung carcinoma ; a prospective observational study. Cancer 2001 ; 92 : 1926-1935
10. 山脇成人，監修，内富庸介，編：サイコオンコロジー－がん医療における心の医学．診療新社，1997

第6章
患者‐医師間の基本的なコミュニケーション

　悪い知らせを伝える際のコミュニケーションは，難しいコミュニケーションのひとつであり，このようなコミュニケーション・スキルの学習は，通常の診療における患者‐医師間の基本的コミュニケーション・スキルを習得していることを前提とする。したがって，基本的なコミュニケーション・スキルについても簡単にまとめる。

1. 環境設定

➤ **身**だしなみを整える：清潔な白衣を着用する。ボタンを留める。襟を正す。
➤ **静**かで**快**適な部屋を設定する：面談室を予約する。部屋を整頓する。プライバシーに配慮する。人の往来のある場所を避ける。
➤ **時間を守る**：約束の時間に遅れない。遅れることがわかり次第，何らかの方法で患者に連絡する。
➤ **座る位置に配慮する**：離れすぎず近すぎず適度な距離を保つ（腕を伸ばして指先が届かない程度）。
➤ **目や顔を見る**：顔を見ながら話す。ただし目を見すぎると威圧的になるので，時に患者と視線の先を合わせたりする。
➤ **目線は同じ高さを保つ**：ベッドサイドで立って話すなど上から見下ろす視線よりも，腰掛けるなど目線を同じにする。
➤ **挨拶をする**：挨拶はコミュニケーションの基本である。挨拶をされて気分を害す人はいない。初回は立って挨拶をすると心理的距離を縮めることに役立つだろう。
➤ **名前を確認する**：患者を名前で呼ぶことにより，患者は一個人として尊重されていると感じられる。リスクマネジメントにもなる。

> 礼儀正しく接する：患者，医師以前に，個人として尊敬の念をもって接する。具体的には，電話に出る際は，断りを入れてからにする，など礼を重んじる。

2. 質問するスキル

> 患者に話すように促す：「前回来られてからこの間，いかがでしたか？」「ご心配を教えてください」などオープン・クエスチョン（はい，いいえで答えるクローズド・クエスチョンとは逆である）を用いることで，患者が最も訴えたいことを面談の冒頭で引き出すことが可能となる。
> 病気だけではなく患者自身への関心を示す：仕事や家族，趣味について情報を収集することは治療に影響することもあるため有用である。
> わかりやすい言葉を用いる：同音異義語に気をつけ，専門用語や略語は避ける。

3. 応答するスキル

> 患者が言いたいことを探索し理解する：発言はあいまいなことがあるので，思い込みで判断するよりも「もう少し詳しく教えていただけますか？」，「○○ということですか？」など，患者の発言を掘り下げる。
> 相づちを打つ：適切に相づちを打つことによって，患者の話を積極的に聴いていることを示すことが可能となる。
> 患者の言うことを自分の言葉で反復する：時々患者の言うことを自分の言葉で置き換えて反復することによって，積極的に患者の話を聴いていることを示すことができる。さらに患者の言いたいことを確認することが可能となる。

4. 共感するスキル

> 患者の気持ちを探索し理解する：黙っていたり，平然として見えるからといって動揺していないとは限らない。患者の気持ちを見た目だけで判断せずに，患者の心理的な状態が不明瞭な場合には，「どのようなお気持ちで

すか？　教えていただけますか？」と直接聞く。
➢ 沈黙を積極的に使う：数秒の沈黙の時間をとることによって，患者が気持ちを整理する時間を与えたことになる。この沈黙は意外と難しいスキルである。
➢ 患者の気持ちを繰り返す：患者の気持ちを自分の言葉に置き換えて繰り返すことにより，患者に気持ちを理解していると示すことが可能となる。また患者の気持ちを確認することができる。

〔藤森麻衣子〕

【文献】

1. Buckman R, 著, 恒藤　暁, 他訳：真実を伝える−コミュニケーション技術と精神的援助の指針. 診断と治療社, 2000
2. Billings JA, Stoeckle JD, 著, 日野原重明, 福井次矢, 監訳：臨床面接技法. 医学書院, 2001
3. Cantwell BM, Ramirez AJ : Doctor-patient communication ; a study of junior house officers. Med Educ 1997 ; 31 : 17-21
4. Maguire P : Improving communication with cancer patients. Eur J Cancer 1999 ; 35 : 1415-1422
5. Fallowfield L, Jenkins V, Farewell V, et al : Efficacy of a Cancer Research UK communication skills training model for oncologists ; a randomised controlled trial. Lancet 2002 ; 359 : 650-656
6. Fallowfield L, Lipkin M, Hall A : Teaching senior oncologists communication skills ; results from phase I of a comprehensive longitudinal program in the United Kingdom. J Clin Oncol 1998 ; 16 : 1961-1968
7. Fallowfield L, Jenkins V, Farewell V, et al : Enduring impact of communication skills training ; results of a 12-month follow-up. Br J Cancer 2003 ; 89 : 1445-1449
8. Shilling V, Jenkins V, Fallowfield L : Factors affecting patient and clinician satisfaction with the clinical consultation ; can communication skills training for clinicians improve satisfaction? Psychooncology 2003 ; 12 : 599-611
9. Fujimori M, Parker PA, Akechi T, et al : Japanese cancer patient's communication style preferences when receiving bad news. Psychooncology 2007 ; 16 : 617-625
10. Fujimori M, Oba A, Koike M, et al : Communication skills training for Japanese oncologists on how to break bad news −A preliminary report. J Cancer Educ 2003 ; 18 : 194-201
11. Fujimori M, Akechi T, Akizuki N, et al : Good communication with patients receiving bad news about cancer in Japan. Psychooncology 2005 ; 14 : 1043-1051
12. Fujimori M, Akechi T, Morita T, et al : Preferences of cancer patients regarding the disclosure of bad news. Psychooncology 2007 ; 16 : 573-581

第7章
男性患者の場合

1. 男性患者の特徴

　男性は女性に比較し，感情を表に出すことが少なく，また家族以外のソーシャルサポートも少ない傾向にある。しかし，感情の表出がないことが，必ずしもその患者が平静であることを意味するものではない。「悪い知らせ」を伝えられた男性患者への対応には，感情の表出が豊かな女性患者以上にコミュニケーション・スキルが求められる。

　初診時には，医師が自己紹介をして自らの役割を明確にしておくことで，とくに男性患者とは良好な関係を築くことが容易になる。攻撃的な態度の患者や，落ち着きがない場合は，患者の不安が強いことが多く，感情を引き出し，対応することが必要である。また，男性患者のほとんどは仕事をしているか，長年仕事をしてきた経験がある。退職し，現在無職の患者についても，これまでの職業の内容を聴き，それに対する尊敬の念をもって患者に接することが大切である（とくに肉体労働は最も尊敬すべき男の仕事である）。

　以下，実際に経験した男性がん患者との面談を紹介したい。

2. 肺がん患者初診時

〔これまでの経過〕　72歳，男性，検診にて胸部異常陰影を指摘され，近医受診。精査の結果，肺がんと診断され，治療目的に紹介受診。

　Dr ：「○○さん，5番診察室へお入りください（患者確認はフルネームで）」
　Pt ：（患者入室）

Dr：（立ち上がって）「○○さんですね。内科の××です」
Pt：（ハッとした表情で）「はい，○○です，どうも。どうぞよろしくお願いします」（深々と頭を下げる）
Dr：「こちらこそよろしくお願いします。さあどうぞ，お座りください」
（病歴聴取後）
Dr：「それで，気管支鏡検査の後，前の病院の先生からは診断の結果をどのように説明されましたか？」
Pt：（表情を変えず）「はい。肺がんだと言われました」
Dr：「そうですか……。しかし，それはびっくりされたでしょう」
Pt：（表情がかなり変わり）「ええ，そりゃあもう，驚きましたよ」
Dr：「そうでしょうねえ。驚かれたでしょうねえ」

〔解説〕
　男性がん患者の初診時の主訴はさまざまであるが，がん検診で異常を指摘されて，精査目的に受診した場合でも，初診時は患者の不安が強いことが多い。そのため，患者の感情を引き出し，適切に対応することが必要である。この場合は「驚かれたことでしょう」，「びっくりされましたね」などの共感的な言葉が適切であろう。

3. 肺がん患者積極的治療の中止

〔これまでの経過〕　64歳，男性。右上葉原発肺扁平上皮癌の診断にて，右上葉切除後3年目に左肺門，縦隔リンパ節に再発。performance status（PS）は不良であったが，プラチナ製剤を含む併用化学療法を行い，腫瘍縮小を認めた。しかし，3コース終了時には新病変が出現した。抗がん剤を変更し，化学療法を施行したが，腫瘍はさらに増大するとともに左胸水も増加し，左胸腔ドレナージ術目的に入院。抜管後，今後の方針に関して面談を行った。PSは3と不良であった。

Dr：「今後の方針についてお話したいと思いますが，今は大丈夫ですか？」
Pt：「ええ大丈夫ですよ。よろしくお願いします」

（別室へ移動）

Dr ： 「これまでの経過について少しお話しましょう。昨年11月に肺がんの再発がわかって，抗がん剤の治療を今年の1月から始めましたね」

Pt ： 「ええ，そうですね。随分がんが小さくなりましたよね」

Dr ： 「そうです。しかし，残念ながら3回目の治療中に腫瘍が大きくなってしまいました」

Pt ： 「そうでしたね」

Dr ： 「その後，抗がん剤の種類を変えて治療を行いましたが，今回処置が必要となったようにがんに伴う胸の水が増えてしまいました」

Pt ： 「2回目の抗がん剤は効かなかったということでしょうか？」

Dr ： 「そうです。左肺の腫瘍も今回の抗がん剤治療を始める前よりも大きくなっています。今回の入院の目的は左の胸に溜まった水をコントロールすることでしたが，管を抜いた後のX線写真を診ても，経過は良好です」

Pt ： 「ありがとうございます。しかし，まだ少し息苦しさはあります。これからはどんな治療になるのでしょうか？」

Dr ： 「今後の治療に対して何か希望はありますか？」

Pt ： 「ええ，少しでも効果のある治療であれば，積極的にやっていきたいと思っています」

Dr ： 「そうですか。（少し間をとる）がっかりされるかもしれませんが，今後，抗がん剤治療は○×さんには，難しいと考えています」

Pt ： 「体力的に無理だということですか？」

Dr ： 「そうです」

Pt ： 「最初の抗がん剤治療のときも先生はそのようなお話をされましたが，私が死んでもいいからやってほしいと言ったら，先生はやってくれましたよね」

Dr ： 「そうですね。治療を選ぶ場合は，効果と副作用の両面から考えなければなりません。最初の治療のときには，それなりの効果が期待されたのです。残念ながら現在は効果がほとんど期待できない状態なのです。仮に○×さんの体力が十分であれば，これまで使ったことのない薬剤で治療を行うことは可能です。しかし，現実はとても

耐えられない状態だと思います」
Pt ：「わかりました。（少し沈黙）後どれくらい生きられるのでしょうか？」
Dr ：「そうですね。正確にはわかりませんが」
Pt ：「もちろんそうです」
Dr ：「短い月の単位か，場合によっては週の単位で考えなければならないと思います」
Pt ：「半年は無理ですか？」
Dr ：「難しいように思います」「何か具体的なご予定がありますか？」
Pt ：「実は，92歳になる母親が静岡にひとりで暮らしています。3年前に肺がんと診断されたときから，まだ病気のことは話していないのです。一度会いに行って，これまでのお礼と，先に逝くことのお詫びを言いたいと思っているのです」
Dr ：「そうですか」
Pt ：「3月まで先生とご一緒に担当していただいた××先生に同じような質問をしたのです。そのときは前回の抗がん剤治療の前でしたが，××先生は治療効果次第だが，月の単位でしょうか，とのお話でした。それでお盆に静岡に行こうかと家族と話し合っていたのです。今の先生のお話ではもっと早く行ったほうがよさそうですね」
Dr ：「そうですね。最悪の事態に備えるとともに，最善を期待することが大切です。○×さんの場合は，かなり病気の進み方がはやい可能性があります。静岡に行くことはとても大切なことだと僕も思います。なるべく早く計画をするほうがよいと思います」
Pt ：「わかりました。それで退院後はどのようにしたらいいですか？」
Dr ：「○×さんのご自宅の近くに在宅診療を熱心になさっている先生がいらっしゃいますのでご紹介しましょう」
Pt ：「ああ，それは助かります」
Dr ：「退院後もご相談があれば，電話で結構ですから，連絡してください」
Pt ：「はい。どうもありがとうございます」

〔解説〕
　積極的治療の中止の面談は困難なものである。医療上の意思決定をいかに行うか，臨床腫瘍学の基本を常に意識し，実践しておくことが患者に適切に対応する唯一の方法である。また，医師は「言葉を扱う専門家」ともいわれている。医師と患者との年齢の関係や，患者の言葉遣いに応じて，医師の言葉遣いも適切に行われねばならない。男性患者とは限らないが，患者への尊敬の念，「明日枯れる木にも水をあげる」ような惻隠の情が医師にとっての普遍的な価値である。
　患者の意向どおりに行われる医療は質の低い医療である。プロフェッショナルとしての医師と病に苦しむ患者との関係は，「科学的解析」を超えた豊かなものである。良好な医師・患者関係を通して，患者／家族の心によい想い出を残すこと―終末期医療の目的である。

〔久保田　馨〕

第8章 女性患者の場合

1. 女性患者の特性

　一般的に女性は感情表現が豊かである。女性患者とのコミュニケーションでは，感情をうまく受け止めることがポイントになる。SHAREプロトコールの reassurance and emotional support（安心感と情緒的サポートの提供）をうまく使っていくことが大切である。また，女性は，家庭の中では，主婦として，母親として家庭を支えていく役割を担っていることが多い。悪い知らせを伝える際には，家庭内の状況，家族のサポート体制などについてもあらかじめ十分に把握しておく必要があると思う。

2. 乳がん再発を伝えるシナリオの1例

　〔これまでの経過〕　40歳代，女性，検診歴はなかったが，自分で乳房腫瘤に気づき受診。初診時，右乳房に5.5 cm大の腫瘤を触れ，生検にて，invasive ductal carcinoma, grade 3, ER（−），PgR（−），HER2（−）であり，Stage ⅢA（T3N1M0）乳がんと診断。術前化学療法AC（アドリアマイシン＋シクロホスファミド）4コース＋パクリタキセル4コース終了後，PR（部分奏効）が得られ，乳房温存療法施行。術後胸壁に放射線治療施行。その後は外来経過観察としていた。
　8ヵ月目の外来受診時に，触診で1.5 cm大の右鎖骨上リンパ節を触知。前回外来時に，本人に再発の可能性があることを告げ，胸腹部CT，骨シンチグラフィを検査予約した。本日の外来にて，諸検査の結果（実際には腹部CTにて多発肝転移あり），今後の予定（カペシタビンによる化学療法）を，

女性患者の場合

夫に同席してもらい話す予定である。

STEP 1：面接を開始する（患者が面談室に入ってから悪い知らせを伝えるまで）［起］

Dr ：「○○さん，お入りください」
Pt ：「失礼します」
Dr ：（立ち上がって）「こんにちは」［基：しっかりと挨拶をする］
「こちらご主人様ですね。今日はお忙しいなかおいでいただいてすみませんでした」［S：家族の同席を確認，家族にも配慮する］
「前回，再発の疑いがあるとお話しましたが，いかがだったでしょうか？」［H：病状認識の確認］
Pt ：「先生が，再発の疑いがある，と言われたので，心配で心配で夜も眠れませんでした」
Dr ：「そうですよね。前回，突然再発の疑いなどと言われて，ちょっとびっくりなされたと思います」［RE：患者の立場に立った共感的な言葉］
「前回，胸部と腹部のCTと骨シンチという検査を受けていただきました。今日はその結果をお話したいと思うのですが…」［H：これまでの経過を振り返る］
Pt ：「結果はどうだったんでしょうか？ 再発というともうダメと聞いてますし，子どもはまだ小学生ですし，あと20年は生きたいと思っているんです」
Dr ：「そうですね。いろいろとご心配になりますよね。お子さんのことも心配ですしね」［RE：気持ちを肯定する］

> （Dr：一方で，かなり再発に対する不安が強く，病状を受け入れるのにはかなり時間がかかりそうであると認識する）［H：認識度の確認］

「結果は画像をお見せしながらお話しますが，わかりにくいところがあったらいつでもおっしゃってください」［H：いつでも質問できることを伝える］

Pt ：「はい，お願いします」
Dr ：（CT検査の写真を見せながら）「これが，CTといって，体を輪切りにした画像なのですが，これが肺，心臓，腎臓，肝臓です」［H：実際のデータを示しながらわかりやすく伝える］
「この肝臓の中に黒い丸い部分が数ヵ所あるのがわかると思います。おわかりになりますか？」［H：認識度の確認］
Pt ：「はい」
Dr ：「大変残念で申し上げにくいことなのですが［RE：心の準備ができる言葉かけをする］，これが肝臓にできた腫瘍であり，○○さんがご心配なさっていた再発，ということになります」［H：明確に伝える］
Dr ：（しばらく患者の様子をみながら沈黙）［RE：沈黙の時間をとる］
Pt ：「やっぱり…，予想はしていましたが…。手術はできないんでしょうか？ 肝臓がんだとマイクロ波で焼くという方法もあると聞いておりますが」

> （Dr：肝臓がんと勘違いしているところもあり，病状をまだよく理解できていない）［H：認識度の確認］

〔解説〕
　実際に「再発を伝える」，「積極的抗がん治療の中止」などの悪い知らせを伝える際には，十分に時間をとって話ができる体制づくりが必要となる。外来などで伝える場合には，外来の最後に予約する，電話・ポケットベルを看護師にあずける，などの工夫が必要である。具体的に悪い知らせを伝える前までにも，患者のこれまでの病状認識を十分に確認しておいて，これから伝えようとすることとどのくらいのギャップがあるのか，あらかじめ認識しておくことが大切であろう。

STEP 2：悪い知らせを伝える　［承］

Dr ：「再発とは，初回に手術，抗がん剤で完全に死にきれなかった乳がんの細胞が体に残っていて，それが転移といって血液やリンパ液を通って，他の臓器にとんでいってそこで固まりをつくることをいうんです（簡単な絵を描いて説明する）」［H：わかりやすく伝える］

Pt：「そんなに進んでしまっているんですか（かなりショックな様子）？　あとどのくらいなんでしょうか？」
Dr：「あとどのくらいといいますと？」［RE：患者の気持ちの背景を探索する］
Pt：「再発で，転移しているということはもう末期ということじゃないんですか？」
Dr：「手の施しようがないと心配されているのでしょうか？［RE：気がかりを探索する］」
Pt：「ええ。もう打つ手がないのではないかと」
Dr：「そうですね。再発転移というと悪いイメージがついて心配になりますよね」［RE：患者の気持ちに共感的な対応］
　　「手の施しようがないということはありませんし，対応する手段がしっかりとあります」［RE：希望がなくなることはないという情報を伝える］
　　「これから詳しい治療内容についてお話したいと思いますが，これまでのところは，十分にご理解いただけましたでしょうか？　わかりにくいところがありましたらもう一度お話しいたします」［H：病状認識の確認，話の進み具合の確認］

〔解説〕
　再発転移に対する病状説明をした後に，治療の話に移行していくことになるが，この際にも十分な病状認識・理解が大切である。病状の認識・理解がないと，治療の話をしても，病状説明のところに逆戻りしてしまうので，十分な病状認識の確認をし，理解が不足しているところは補足し，また患者の不安な気持ちに対しては，医療者側として，共感的な態度をとり，患者の味方であることを認識してもらい，信頼を得ることが大切である。

STEP 3：治療を含め今後のことについて話し合う　［転］
化学療法（カペシタビン）について説明する際に，
　Dr：「抗がん剤の治療をするうえでの目標なのですが，残念ながらこの病気を完全に治してしまうことが難しい状況にありますので，治療の目標としては，"がんの進行をうまくくい止める"とか，"がんと

上手に付き合っていく"ということになります」［A：治療目標を明確に伝える］

Pt：「ということは，化学療法をしてもすぐに効かなくなっていずれは死んじゃうということですか？　化学療法しか手段はないのですか？」

Dr：「ご自分がどうにかなってしまうということが不安なのですね」
［RE：感情的な言葉をうまく受け止める］
「"がんと上手に付き合っていく"という点では，抗がん剤というのは，副作用があり，また効果がない場合には，病状が悪化する場合もあり，抗がん剤のみでは"がんと上手に付き合っていく"ことができません。大切なことは，抗がん剤と並行していく治療として，または，単独でやっていくこともありますが，"緩和治療"をしっかりやっていくことが大切です」

Pt：「"緩和治療"って末期医療とか，"ホスピス治療"のことですか？　私はそんなに悪いのでしょうか？」

Dr：「緩和治療のお話をすると，自分がそんなに悪いのか？とか，末期状態なのか？と心配になりますよね」［RE：患者の立場を理解し，共感する］
「緩和治療やホスピス治療に関しては，誤解がかなりあると思います。緩和治療は，がんに関係する症状を和らげるための治療のことをいうのですが，以前は末期の場合にのみ行っていく治療として，"末期治療"ともよばれていましたが，がんに関係する症状は，進行が早期の段階からも出てくる場合がありますので，最近では，緩和治療に対する考え方が変わってきて，進行が早い段階から，手術や放射線，抗がん剤の治療を行っている段階から並行して行っていくようになってきています」［A：緩和治療について理解を促す］

Pt：「緩和治療が必要なことは理解できますが，まだこんなに元気なのに緩和治療が必要かどうかがよくわかりません」

Dr：「そうですね。現在の〇〇さんにとっては，とくに症状がありませんので，すぐに緩和治療が必要であるわけではありません。ただ，近い将来か，また遠い将来かわかりませんが，緩和治療が必要な状況になることは予想されますので，頭の片隅にでも入れておいてい

ただければと思います」〔A：緩和治療についての説明〕

〔解説〕
　再発告知の際に目標設定として，「治癒が不可能」であり，「がんと共存を目指していく」目標設定を提示することは大切である。その際に，「緩和治療」についても話し，患者がどのように現在の病状について認識をしているのか，病状が悪化した場合にはどうするのか，緩和治療についてはどのくらい認識がされているのか，などを再発の時点から，話し合っておくことが，患者の今後の将来設定を考えてもらううえでも重要なことと思われる。

〔勝俣範之〕

第9章
終末期がんの場合　1. 輸液

　輸液を行わないことについて「必要な栄養が得られない」,「死期が早まる」という不安をもつ患者もいるが,同時に,「点滴のせいでさらに苦痛が増える」,「点滴のせいで他人(ひと)に負担をかけている気持ちになる」と考える場合もある。輸液を「無意味な延命になる」と考える患者がいる一方で,「点滴をしているだけで安心する」と考える患者もある。すなわち,終末期がん患者の輸液に対する認識は両価的であり,輸液に対する患者や家族の価値観は多様である。したがって,点滴を行う・行わない選択にあたっては,単に身体的・医学的判断のみではなく,患者が,今,何を重要と考えているか？　に配慮することが不可欠であることを示唆している。

　終末期の quality of life（good death）に関する近年の研究では,患者は身体的安楽のみではなく,精神的穏やかさ,意味や価値を感じられること,希望をもち続けることができること,可能な治療をすべて受けたと思えることなどが重要であると考えられている。輸液を行うこと・行わないことは,患者にとって望ましい生を達成するために,輸液が必要であるか,障害となるか,という観点から個別的に検討されるべきであり,診療チーム全体で患者の人生観を検討する必要がある。

　病状をきちんと知らされたならば,輸液を受ける時間を家族と過ごしたり,どこか大切な場所へ出かけたり,あるいは自然な経過で自宅で最期を迎えたいと患者は望むかもしれない。逆に,輸液が精神的なよりどころになっており,続けてほしいと希望するかもしれない。輸液が quality of life に貢献しないと患者自身が判断している場合に輸液を強要されないこと,および,輸液が支えになっている患者が輸液を拒否されないことのいずれもが重要であると考えられる。

　本章では,終末期がん患者に輸液を行う場合によくみられる患者・家族と

のコミュニケーションの具体例をいくつか示す。

1. 医学的には輸液治療は必要ないと考えられるが，患者が輸液治療を望む場合

　胸水や浮腫など体液過剰による苦痛が強かったり，あるいは，経口的に水分が摂取できており，医学的に輸液治療が必要ないと考えられても，患者が希望する場合がある。その場合，輸液治療を希望する患者の気持ちに焦点を当てたコミュニケーションが必要である。

　「……なるほど，このままだと体力がただ落ちてしまうとお考えなのですね。それはとても心配ですよね（輸液治療をする・しないということだけではなく，背景にある患者の不安，多くは「このまま体力が落ちていくことへの不安」に焦点を当てて共感する）。まず，体力を今以上に落とさないような方法について十分に相談してみましょう（ステロイドやメチルフェニデートの適応について検討する）。輸液治療についても，まず，少しの量から始めてみて効果と様子をみていきましょう。場合によっては，点滴が入るとお体に負担になって（胸やおなかの水が増えて）つらくなることもありますので，注意深く様子をみながら，調節していきましょう」

2. 患者・家族が輸液治療を望まない場合

> 患者によっては価値観などから輸液治療を希望しない場合もある。その場合，患者の希望しない理由に十分に耳を傾けるようにする。

　「点滴で◯◯◯の症状を楽にすることができることがあるのですが，先ほど伺ったところでは，点滴は希望されないということでした。どういうお気持ちか教えてくださいますか（輸液治療をする・しないことだけでなく，背景にある理由に焦点を当てる。自然に任せたいという価値観，効果がないという認識，輸液治療に関するこれまでの否定的な経験が関係している場合がある）。……そうですか。そういうことでしたら……（誤解であれば誤解を解消できるような説明を行う。価値観であれば患者個々の価値観を尊重する選択

肢をもって関わる)。

> 患者によっては,「もう十分生きたので点滴でしばられずに最期を迎えたい」という一貫した価値観から輸液治療を望まない患者もいる。患者の希望が抑うつや病状の誤解に由来するかを吟味しつつ,患者の希望の背景を知るように努める。

「そのようにお考えになるには,何かきっかけとなるようなお身内の方のご経験があったからでしょうか? それとも,何かこういうことで,という理由があるのでしょうか。よかったらお話してもらえないでしょうか? ……なるほど……ということがあったのですね(というお気持ちなのですね)(もし,輸液治療により苦痛が増えると考えている場合や,悲観的すぎる病状見通しの場合は,正確な情報を提供する)」

「私たちは,○○さんのお考えを大切にしていきたいと思っています。まず,今の状態での私たちがみた点滴治療の効果の予測を申し上げます。今の状態ですと,点滴は……を目的に行います。点滴をすることで……といったよい点があります。逆に……のような問題が生じることも考えられます。総合的にみると,○○さんのおっしゃるように,点滴をしないでみるというのもよい方法だと思います」

「今の状態では,比較的簡単な方法で少量の水分を補給することができて,今くらいの状態を○ヵ月くらい維持することができると思います。点滴をすることで,苦痛が増えるということはあまりなさそうに思います。点滴も,1日中入れ続けるわけではなく,夜間お休みになっている間だけ入れて,昼間は止めて自由に動けるようにすることもできます」

「点滴をしないこと自体は○○さんやご家族の希望によって可能です。そういう選択をされたときにどういう経過になるか少しお話しします。普通,口から水分が取れない状態で点滴をしないと,徐々に眠気が増えていってうとうとした状態の延長線上で深い眠りになります。この変化は個々の患者さんによって違いますが,すぐに起こるものではなくて,数日

か数週間かの期間があることが多いです。輸液を中止することで苦痛が強まることはあまりありませんが，もし，何らかの苦痛が強まった場合は苦痛を和らげるための処置は今までどおり十分行いますし，例えば，お口やお顔をきれいにしたりするケアは十分に行います」

3. 浮腫など体液貯留症状が強くなってきたときに輸液の減量を提案する

　症状緩和の点からは，体液過剰症状が強まった場合は，輸液量を減量することが勧められる。しかし，輸液の減量は，「必要な栄養が足りなくなる」ことから死の不安を強めたり，「もう何もしてもらえない」という見捨てられ感をもたらすことがある。輸液を減量してもそのせいで衰弱が早くなるわけではないことや，何もせずに見捨てることになるわけではないことを心を込めて伝えることが重要である。

　「最近むくみが増えてきましたね。今の状況は点滴で入る水分を有効に使うことができず，かえってお体に負担になっているようです。今の状況ですと，点滴の量はやや少ないほうがむくみも減って体が動きやすくなる（お小水の回数が減ってトイレで体力を消耗しなくていい）と思います。点滴を減らすと衰弱が強くなるとご心配される方が多いですが，体調の変化は病気そのものの変化ですので点滴を減らしたために衰弱するというわけではないのでご安心ください」

4. 患者が希望していない，あるいは，医学的適応が乏しい場合に家族が輸液治療を希望する場合

　経口摂取が十分にできない患者の家族もまた大きな精神的苦痛を抱えているため，家族もケアの対象として考えることが重要である。とくに，点滴をしてほしいという家族の希望は，「十分なことをしてあげられなかった」，「何もしてあげられない」という家族の無力感の反映であることが多く，輸液以外の方法で家族が参加できるようなケアを一緒に実施することが重要である。

「(こんなに食べられなくなってしまって、という家族の表出に対して)そうですね、ここ数日しんどくなっていらっしゃるようですね。そばで見ていらっしゃるご家族もつらいですよね」

「(食べられなくなったから点滴くらいしてあげたい、という家族の表出に対して)そうですよね。できる限りのことをしてあげたいですよね。私たちもできる限りのことを○○さんにして差し上げたいと思います」

「今、点滴をしないで診させていただいているのは、決して十分なことをして差し上げてないということではありません。今は水分を外に出す機能が弱ってますので、おなかの水が増えたり(胸に水がたまったり)してよけいに体の負担になると考えているからなのです。点滴しないために体が弱っているわけではなく、もとの病気のために(肝臓が悪くて)体が維持できなくなっているのです。ですから、私たちは、点滴をするよりも、こうやって、口が乾かないように口の中をきれいにしたり、負担がかからないように一所懸命みていくことが一番よい方法だと思いますが、どう思われますか?」

「ご家族のみなさんにも声をかけていただいたり、マッサージをしていただけると○○さんも安心されると思いますが、私たちと一緒にしてみませんか。ほかに○○さんが喜ばれることはどんなことがありそうか教えていただけませんか?」

表9-1に具体的なコミュニケーションの例をまとめた。参考にしていただきたい。

終末期がんの場合：輸液

表9-1 輸液治療に関するコミュニケーション

医学的には輸液治療は必要ないと考えられるが，患者が輸液を望む場合

「……なるほど，このままだと体力がただ落ちてしまうとお考えなのですね。それはとても心配ですよね」

「まず，体力を今以上に落とさないような方法について十分に相談してみましょう。輸液治療についても，まず，少しの量から始めてみて，効果と様子をみていきましょう。場合によっては，点滴が入るとお体に負担になってつらくなることもありますので，注意深く様子をみながら，調節していきましょう」

患者・家族が輸液治療を望まない場合

「そのようにお考えになるには，何かきっかけとなるようなお身内の方のご経験があったからでしょうか？ それとも，何かこういうことで，ということがあるのでしょうか。よかったらお話してもらえないでしょうか？ ……なるほど……ということがあったのですね」

「私たちは，○○さんのお考えを大切にしていきたいと思っています。まず，今の状態での私たちがみた点滴治療の効果の予測を申し上げます。今の状態ですと，点滴は……を目的に行います。点滴をすることで……といったよい点があります。逆に……のような問題が生じることも考えられます。総合的にみると，○○さんのおっしゃるように，……もよい方法だと思います」

浮腫など体液貯留症状が強くなってきたときに輸液の減量を提案する

「最近むくみが増えてきましたね。今の状況は点滴で入る水分を有効に使うことができず，かえってお体に負担になっているようです。今の状況ですと，点滴の量はやや少ないほうがむくみも減って体が動きやすくなる（お小水の回数が減ってトイレで体力を消耗しなくていい）と思います。点滴を減らすと衰弱が強くなるとご心配される方が多いですが，体調の変化は病気そのものの変化ですので点滴を減らしたために衰弱するというわけではないのでご安心ください」

患者が希望していない，医学的適応が乏しい場合に，家族が輸液治療を希望する場合

「そうですね，ここ数日しんどくなっていらっしゃるようですね。そばで見ていらっしゃるご家族もつらいですよね。できる限りのことをしてあげたいですよね。私たちもできる限りのことを○○さんにして差し上げたいと思います」

「ご家族のみなさんにも声をかけていただいたり，マッサージをしていただけると○○さんも安心されると思いますが，私たちと一緒にしてみませんか。ほかに○○さんが喜ばれることはどんなことがありそうか教えていただけませんか？」

〔森田達也〕

【文献】

日本緩和医療学会：終末期癌患者に対する輸液治療のガイドライン．2006
http://www.jspm.ne.jp/

第9章
終末期がんの場合　2. 鎮静

　苦痛緩和のための鎮静とは,「患者の意識を低下させる, あるいは, 意識の低下を許容することによって, 耐えがたい治療抵抗性の苦痛を緩和するために薬物を投与すること」であり, ほかの方法で緩和することのできない苦痛を緩和する手段として用いられる。

　本章では, 鎮静に関する患者・家族とのコミュニケーションについて, 臨床的にしばしば生じる場面を取り上げて示す。

1. 患者に意思決定能力がない場合に, 家族から患者の意思を推定する

　鎮静を受けるときに患者の意思決定能力がない場合がしばしばある。患者の価値観や以前に患者が表明していた意思に照らし合わせて, 現在の状態で患者が何を希望するかについて, 家族とともに慎重に検討する。この際には, ①家族に期待される役割は患者の意思を推測することであり, 家族がすべての意思決定の責任を負うのではないこと, および, ②鎮静の意思決定については家族がひとりで, あるいは医師がひとりで決めるのではなく, 医療チームが責任を共有することを明確にすることが重要である。

➤ 患者が意思表示できれば何を希望するかを家族と相談する

　「本来であれば○○さんに伺うことができれば一番いいのですが, 今は難しいので, 今後のことについてご家族と少し相談させていただきたいと思います。私たちは, 今までの○○さんの生き方や価値観を大切にしたケアをしたいと考えています。もし, 今の状態で○○さんが十分にお話できる状態でしたら, どのような治療を一番に希望されるでしょう？　以前に

何かおっしゃっていたことはありますか？」

➤ 家族からの情報をもとに，鎮静が最善の方法であると考えたことを伝え，責任を共有する

「今，伺ったことから考えると，眠るようなかたちであっても，苦しみを感じなくてすむようにして差し上げることが一番よいと思いますが，いかがですか」

「この決断はとてもつらい決断だと思います。決して，ご家族の方だけに決めてください，ということではありません。わたしたちは，ご家族のお考えを伺って，一番よい方法を責任をもって行いたいと考えています」

2. 鎮静について説明する

患者・家族に提供する情報として，検討するべき内容は，全身状態（予測される状態と予後など），苦痛（鎮静以外の方法で苦痛緩和が得られないと判断した根拠など），鎮静の目的（苦痛の緩和），鎮静の方法（意識を低下させる薬剤を投与すること，状況に応じて中止することができることなど），鎮静が与える影響（予測されるコミュニケーション・生命予後に与える影響など），鎮静後の治療やケア（苦痛緩和のための治療やケアは継続されることなど），および，鎮静を行わなかった場合に予測される状態である。

鎮静の選択肢を提示する

「今，苦痛を和らげるために十分に手を尽くしていますが，意識を保った方法ですっきり症状をとることは難しいように感じています。苦しさをさらに和らげるためには，少しうとうととして過ごす（ぐっすりと眠る）方法もあります。どのくらいの苦しさならよしとするか，どのくらいの眠けならよしとするかは，お一人おひとりで違いますので少し相談させていただけますか」

鎮静がコミュニケーション・生命予後へ与える影響を説明する

一般人口を対象とした調査では，鎮静について，とくにコミュニケーションのできる程度について多くが説明を聞きたいと回答している。また，死亡

直前に生じる治療抵抗性の苦痛はそれ自体が臓器障害を示していることが多く，生命予後に有意な影響を与えないことが示唆されているため，「命を縮めてしまったのではないか」という自責感を家族がもつことのないように保証することも重要である。

➢ コミュニケーションへの影響

　（浅い鎮静）「うとうとして苦しさが和らぐようにすると，苦しさはあまり感じませんが，ぼんやりするので複雑なことを話したり考えたりすることは難しくなるかもしれません」

　（深い鎮静）「ぐっすり眠って苦しいのを和らげる方法をとると，苦しいのは感じなくなりますが，ご家族とお話をすることは難しくなると思います」

➢ 生命予後への影響

　「お薬を使うと寿命を短くするのではないか，とご心配されるかもしれません。苦しいのを和らげることが目的ですので，使うお薬の量は健康な人では心臓や呼吸には影響しないぐらいの量を使います。また，今の息苦しさは腫瘍が肺に広がっていて空気が取り込めないことが原因ですので，それ自体が生命を維持することが非常に難しい状態を意味しています。ですから，睡眠薬を使ったからといって，そのせいで必ず寿命が短くなるということではありません」

3. あらかじめ患者・家族の意思を確認することについて

　鎮静が必要となる状況では患者に意思決定能力がないことがしばしばある。したがって，患者・家族が情報提供を希望する場合には前もって情報を提供しておくことが望ましい。患者の将来の苦痛に対する不安，例えば，「先生，この先もっと苦しくなるのでしょうか」，「母が亡くなったとき，とてもつらそうでした。私もそうなるのでしょうか」といった表現が，鎮静の選択肢についてあらかじめ相談するきっかけになることが多い。

➤ 苦痛緩和に努めることを保証し，より詳細を話し合う準備があるか確認する

　「先々つらいことがふえて苦しむのではないか、と心配されているのですね。以前と違っていろいろな方法があります。私たちは○○さんのつらさがなるべく少なくなるように十分対応していきますので安心してください。今，もう少し具体的な方法についてご相談したほうがよろしいですか」

➤ 標準的な苦痛緩和手段とその効果について説明する

　「痛みはこの先少し強くなってくるかもしれません。たいていの痛みは鎮痛薬を調節して和らげることができます。ただ，状況によっては，痛みをとろうとすると眠けがふえたり，うとうとするかたちで痛みを和らげるという方法になるときもあります。もちろん，その折々の○○さんの希望を伺いながら治療していこうと思いますが，もし，鎮痛薬で痛みが十分に和らげられないときに，例えば，睡眠薬などを使って何時間か眠って苦痛を和らげたり，つらさを感じないようにすることもできます」

4．患者・家族の意思が異なるとき

　鎮静に関して患者・家族の意思が異なることはしばしばみられる。その場合，家族が患者に付添いのできる環境を整える，家族に十分な説明を行うなど，患者の苦痛や状態を家族が十分に理解できるように配慮したうえで，患者と家族が話し合い，ともに納得できる方法を見出すことができるよう支援する。また，意思の相違に影響していると考えられる家族の心理的要因（悲嘆や自責感など）に配慮した精神的支援を行う。患者と家族の意思が異なるために相談を続けているあいだ，患者の意思が最大限尊重され，患者の益（benefits）が最大になる手段を検討する。

➤ なぜ家族が鎮静を希望しないのかを聞き，不安に対処する

　「お話を伺っていると，○○さんとご家族の希望に少し違いがあるように感じました。私たちは，できる限り，○○さんもご家族も納得のいく治療を行っていきたいと考えています。最初に，ご家族が…をご希望される理由や心配ごとを教えていただけますか？　なるほど…を心配されている

のですね。ご心配はとてもよくわかります。とてもおつらいと思います（家族の悲嘆の表出を促進し，個別の心配事に対処する）」

- 患者の体験や意思を共有することを勧める

  「例えば，当面，次のことを提案したいのですが，いかがでしょうか。まず，○○さんがどう思われているか，一緒にお部屋で過ごしていただいて，○○さんに聞かれてはどうでしょうか。もし，直接お話しされるのがおつらいようでしたら，わたしたちがそれとなく話してみますので，そばで聞いていただいてもいいかと思います。その後で，またご家族みなさんで相談されてはいかがでしょうか」

- 当面の妥協できる手段を提示する

  「もし，相談されている間，○○さんがとても苦しい場合，例えば，その時間だけ休めるようにお薬を使ったり，あまり深くは眠らないように，効き目は弱いけれどもうとうとするくらいのお薬を使って様子をみることもできます」

5. 家族に対するケア

患者が鎮静を受けているあいだの家族に対するケアは重要である。

家族の心配や不安を傾聴し，悲嘆や身体的・精神的負担に対する支援を行う。とくに，家族が患者のためにできること（そばにいる，声をかける，手足にやさしくふれる，好きだった音楽を流すなど）を共に考える。経過にしたがって必要とされる情報（患者の状態，苦痛の程度，予測される変化など）を十分に提供する。とくに，他の手段について十分に検討し施行したが有効ではないこと，鎮静によって生命が短縮する可能性は一般的に少ないこと，鎮静を浅くしたり，中止することも可能であることを保証する。

「すやすやと休まれているようです。付き添われていて，何かご心配なことや，こうしてあげられたらと思われていることはありますか」のようなオープン・クエスチョンを用いて家族の不安や心配を確認する。

表9-2に具体的なコミュニケーションの例をまとめた。参考にしていただきたい。

表9-2 鎮静に関するコミュニケーション

患者に意思決定能力がない場合に，家族から患者の意思を推定する
「本来であれば○○さんに伺うことができれば一番いいのですが，今は難しいので，今後のことについてご家族と少し相談させていただきたいと思います。私たちは，今までの○○さんの生き方や価値観を大切にしたケアをしたいと考えています。もし，今の状態で○○さんが十分にお話できる状態でしたら，どのような治療を一番に希望されるでしょう？　以前に何かおっしゃっていたことはありますか？」
鎮静の選択肢を提示する
「今，苦痛を和らげるために十分に手を尽くしていますが，意識を保った方法ですっきり症状をとることは難しいように感じています。苦しさをさらに和らげるためには，少しうとうととして過ごす（ぐっすりと眠る）方法もあります。どのくらいの苦しさならよしとするか，どのくらいの眠けならよしとするかは，お一人おひとりで違いますので少し相談させていただけますか」
あらかじめ患者・家族の意思を確認する
「先々つらいことがふえて苦しむのではないか，と心配されているのですね。以前と違っていろいろな方法があります。私たちは○○さんのつらさがなるべく少なくなるように十分対応していきますので安心してください。今，もう少し具体的な方法についてご相談したほうがよろしいですか」 「痛みはこの先少し強くなってくるかもしれません。たいていの痛みは鎮痛薬を調節して和らげることができます。ただ，状況によっては，痛みをとろうとすると眠けがふえたり，うとうとするかたちで痛みを和らげるという方法になるときもあります。もちろん，その折々の○○さんの希望を伺いながら治療していこうと思いますが，もし，鎮痛薬で痛みが十分に和らげられないときに，例えば，睡眠薬などを使って何時間か眠って苦痛を和らげたり，つらさを感じないようにすることもできます」

〔森田達也〕

【文献】

日本緩和医療学会：終末期癌患者に対する輸液治療のガイドライン．2006
http://www.jspm.ne.jp/

第9章
終末期がんの場合　3. DNRについて

　DNR（do not resuscitate，蘇生処置拒否）について話すには，ある程度の病状理解が必要である。一般概念として考えるときと，具体的に自分の身に迫ったこととして考えるときとでは，異なる結果を生むことがある。病名告知とは異なるが，病状についてある程度の認識をもってもらうことが必要であろう。

1. いつ話すか

1）外来で
　DNRについて，一番確認しやすいのは外来だと思われる。まだADLが保たれており，死を意識しつつもまだ現実感がないこの時期は，比較的患者の日常生活における意向を確認しやすい。できるだけ早い段階から率直な話ができる関係作りが大切である。

　　「最期のときのことについて，考えられたことがありますか？」，「もし最期を迎えるとしたら，これまでの一般病棟がいいですか？　それともホスピスや緩和ケア病棟がいいですか？」

など，今後のことを考えるきっかけとなる言葉がけを行い，その一環としてDNRにも触れると話をしやすい。

2）入院時
　入院時の最初の面談も重要である。できるだけ家族も同席のもと，意思確認を行う。検査や治療の方針について相談する際に，その流れの中で治療方

針の一環として話し合うのが望ましい。DNRは特別なことではなく，あくまでも治療方針のひとつであるという認識が必要である。

> 「検査や治療のことについて話をしてきましたが，もし状態が悪くなっていくとしたら最期はどのような対応を希望されますか？」

などと話す。

3）入院経過中

経過中に確認するときは，そのタイミングを計るのが難しい。患者が今後の症状に関する不安を抱いたときに，治療方針や推測されるその後の経過について話をする際に，対応の一環として相談する。

> 「これまでいろいろ治療してきましたが，今後のことについて，考えられたことはありますか？」

などと話し，今後のことについて考えるきっかけを作る。

4）状態悪化時

状態が悪化し，聞くに忍びないと思われるときがある。そのような場合でも患者に意思決定能力があると判断される場合には，DNRについて確認するのが望ましい。ただし，いたずらに患者の恐怖心をあおらないように慈しみの心をもって聞く必要がある。

> 「よく頑張っておられますね。できるだけのことをしたいと思いますが，もし，これから最期を迎えるとしたらどのような対応を希望されますか？」

などと言い，DNRについて話し始める。

2. 誰が話すか

1）医師
　治療方針の一環として話をするために，医師が話をするのが最も適切だと思われる。現状の説明と，今後の見通し，治療方針について家族同席のもと患者に適切に話をする。

2）看護師
　看護師が話をすることもある。ふとした会話の流れの中や，親しくなった看護師だから話せる，ということもある。とくに誰が話さなければならないということはない。患者が一番話しやすく，かつ信頼をおく相手と話すのがよい。

3）家族
　家族が話す場合もある。療養の場所を検討するときに話す必要があるからである。療養の場所によって，最期の対応の大枠が自ずと決められる場合が多い。また，人生を振り返り，家族のこれからのことを話す大事な場面において話されることもある。真摯に耳を傾けて，その意向を汲み取ることが必要である。

3. 誰に話すか

1）患者に意思決定能力がある場合
　DNRの方針は，患者に意思決定能力がある場合，必ず本人から承諾を得る必要がある。医療者や家族の「つらいだろうから」という，思いやりの心からであったとしても，患者自身はDNRを希望していないことがある。

2）患者に意思決定能力がない場合
　意思決定代理人がはっきりしている場合は，その代理人にDNRについて話し，患者の意思を推定して意思決定をしてもらう。意思決定代理人がはっきりしない場合は，患者の意思を最も推定しうる人に患者の意思を推定して

もらい，患者が希望するであろう，そして患者に有益となるような決定をする。

4．場の設定

できるだけ，患者のプライバシーが保てる時と空間を確保する。個室であっても多くのスタッフや家族が出入りするような時間帯は避けるほうが望ましい。大部屋など複数の患者がいる場合は，面談室などで話したり，他の患者が不在となる時間に話すなど配慮する。それらが難しい場合は，

「これから大切なことをお話しますが，ここでよろしいですか？」

と患者の了承を得る。

5．話す内容

基本的には終末期の対応について話し合うのであり，DNRの承諾を得るのが目的ではない。患者や家族が蘇生処置を希望する場合もあるため，DNRを勧める場合でも蘇生処置を選択できるような配慮が必要である。
DNRの承諾を得る場合には，いきなりそのことだけを話すのではなく，それまでの経緯を踏まえて話す必要がある。

1）これまでの治療方針
これまで，病気の治癒や現状維持を目指した治療をしてきていること，そして，そのためにできるだけのことをしてきたことを話す。決してあきらめたり，見放すからDNRについて話すわけではないことが伝わるようにする。

2）今後の治療方針
今後も，できるだけの対応をすることを約束する。その際に，今後の治療目標も併せて話す。できるだけの延命と状態の改善を目指して治療するのか，症状の緩和をはじめとしたQOLの改善を目指すのかを話し合う。

3）最期のときの対応

　最期のときの対応については，一呼吸おいて話す。治療方針の一環として話すが，今後の治療方針と同じ対応を希望するとは限らないため注意が必要である。最期のときまではできるだけの延命を望みつつ，最期のときだけはDNRを希望する場合もある。

6. 具体的な言葉

1）最期の対応について，話を始めるとき
　「最期のときの対応について話し合いたいと思いますが，よろしいですか？」

2）実際に最期の対応についての話
　「私たちも，できるだけいい時間を長く過ごしていただけるように努めていきたいと思います。ただ，いつかはっきりとはわかりませんが，最期を迎えるときがきます。その最期を迎えるとき，いろいろな迎え方があると思います。1分1秒でも長く頑張れるように，心臓マッサージをしたり人工呼吸をしたりする対応と，できるだけ安らかに，ご家族に見守られながら最期を迎えられるように心臓マッサージや人工呼吸などを控える対応と，大きく分けるとこの二つになると思いますが，どちらを希望されますか？」

3）患者が判断が付かず，迷っている場合
　「わかりにくいことなどがあれば，何でも聞いてくださいね」
　「もう少し考える時間が必要ですか？　今，決めなくてもよいですよ。大切なことですから，じっくり考えてください」

　以上のような言葉を情を込めて話すことが大切である。

7. 話した後の支え

1）希望を尊重することを伝える
　「わかりました。今，大切なことを皆で聞きましたので，きちんと希望にそえるようにしますね」

と，希望を尊重し，希望にそうことを約束する。

2）希望はいつでも変えられることを伝える
　「大切なことですし，これからも状況が変わることで気持ちが変わるかもしれません。そのようなときは，いつでも言ってくださいね」

　状況に応じて気持ちが変わることは当たり前である。それをあらかじめ伝え，それに応じることを伝えることが大切である。

3）話してもらえたことに感謝する
　「とても大切なことを，話し合えてよかったです。ありがとうございます。これからも，できるだけ気持ちにそい，力になりたいと思います」

　感謝と，これからも患者の支えになることを伝えて話を終える。

4）おわりに
　具体的に話をすることで，話の後，一時的に涙ぐむ患者もいる。しかしながら，予期悲嘆を伴う涙であり患者と家族にとってはプラスとなることがほとんどである。涙を流すことは決して悪いことではない。患者の気持ち，言葉を待つ経験を積むことで，患者と家族の気持ちにそい，支えとなる話し合いができるようになる。

〔林　章敏〕

第10章
難しいケースの場合　1. うつ病への対応

　がん患者は，診断，治療，再発・進行，終末期といった病気の過程においてさまざまな心理的負担を経験する。多くは自分なりのストレス対処法や，友人や家族など周囲の力を利用して心理的負担を乗り越えていくが，なかには精神保健の専門家の治療を必要とする患者も少なくない。うつ病はがん患者に多くみられる精神疾患のひとつであり，有病率は10〜20％であると報告されている[1]。がん患者においてうつ病は，心理的のみならず全般的なQOLの低下や，抗がん治療の選択などさまざまな影響があり，適切な治療導入が重要であると考えられている[2]。

　本章では，がん患者のうつ病症状の評価や，精神保健の専門家による治療を推奨する際のコミュニケーションについて論じる。

1. がん患者のうつ病とその評価

　米国精神医学会の基準によるうつ病の診断基準（DSM-Ⅳ）を表10-1に記述する。抑うつ気分もしくは興味・喜びの減退症状のいずれかを含む5つ以上の症状が2週間以上連続する場合，うつ病と診断される。がん患者の場合，倦怠感・気力低下，集中力低下，不眠，食欲低下などの症状は，がんそのものによる症状と鑑別が困難であるが，見過ごしを少なくするためにはうつ病による症状であることを疑って評価することが推奨される[1]。

　うつ病はがん臨床の現場では比較的一般的な精神疾患であるが，しばしば見過ごされ，適切な治療が行われない。専門家への紹介や治療導入のためにはうつ病の評価が不可欠であるが，精神症状を客観的な情報のみから判断するのは不可能であり，積極的に患者自身に精神症状の有無や程度を質問する必要がある。主要な症状である抑うつ気分や，興味・喜びの減退，希死念慮

難しいケースの場合：うつ病への対応

表10-1　米国精神医学会の基準による大うつ病の診断基準

診断基準による症状	具体的な症状，訴え
ほとんど毎日の抑うつ気分	「ずっと落ち込んでいます」 毎日のように泣くなど
ほとんど1日中，すべて，またはほとんどすべての活動における興味，喜びの減退	「毎日欠かさず見ていたドラマも楽しくなくなりました」 ほとんど笑わないなど
体重減少あるいは増加（1ヵ月に5％以上の体重変化），食欲の減退または増加	
不眠または睡眠過多	入眠困難，中途覚醒，早朝覚醒など
精神運動性の焦燥または制止	そわそわと明らかに落ち着かない様子や，会話や動作が普段より明らかにゆっくりとしている様子など
易疲労性または気力の減退	「おっくうで何もする気になりません」「朝起きても起き上がる気力がありません」
無価値感，または過剰であるか不適切な罪責感	「こんな状態で生きていても意味がありません」「家族や親戚一同に迷惑をかけていていたたまれません」
思考や集中力の減退，または決断困難	「普段簡単にできていること（仕事，献立を考えるなど）ができません」 「何をどうしていいかわかりません」
死についての反復思考，自殺念慮，自殺企図，自殺するためのはっきりとした計画	「もうすべてを終わりにしたいです」 「安楽死させてください」

＊上記の症状のうち，抑うつ気分と興味，喜びの減退症状のいずれかを含む5つ以上の症状が，連続して2週間以上，ほとんど毎日持続するときに，うつ病と診断する。

の評価に使われる質問を表10-2に記述する。希死念慮については質問することで自殺のリスクを増やすというエビデンスはなく，むしろ症状についての話し合いを通じて支持的な関係をもつことができるメリットがある[3]。ただし，希死念慮を評価する際には，抑うつ気分やその他の症状について聞き共感するなど，患者の苦悩に向き合い支持する姿勢を示したうえで質問するなどの配慮が必要である。

また，うつ病を積極的に評価する方法のひとつとして質問紙などを用いた

表 10-2　うつ病症状の評価に使われる質問

抑うつ気分
「気分の落ち込みが続いていませんか？」
「つらい状況ですが，憂うつなお気持ちが続いていませんか？」
「どのくらい続いていますか？」「ほとんど毎日ですか？」
「気持ちが晴れることはありますか？」

興味・喜びの減退
「普段のご趣味や，気分転換はなんですか？」
「その趣味をすると，楽しい気持ちになったり没頭できたりしますか？」
「どのくらい続いていますか？」「ほとんど毎日ですか？」
「ここしばらくの間に笑ったり，楽しんだりすることはありましたか？」
入院中はもともとの趣味ができないことも多いので
「普段見るような TV（本，雑誌）を入院中もご覧になりますか？」
「見ている間だけでも，番組を楽しめますか？」
「面会の方はいかがでしょうか？」

希死念慮
「気分が落ち込んでいるとおっしゃいましたが，もうすべてを終わりにしたいと思われることもありますか？」
「先ほどからのお話でずいぶんおつらそうだと伺いましたが，つらくて生きていても仕方がないと感じることがありますか？」
上記に「ある」と返答された場合
「自殺までお考えになることも，ありますか？」

定期的なスクリーニングも推奨されている。日本人のがん患者での標準化が行われているツールはいくつかあるが，最も簡便な方法としてつらさと支障の寒暖計がある（図 10-1）[4]。入院時に看護師がつらさと支障の寒暖計の記入を患者に定期的に促し，閾値以上のスコアだった場合に精神科コンサルテーションを患者に推奨するシステムにより，うつ病の治療導入率が上昇する可能性が報告されている[5]。

2. 専門家による治療の推奨

　ストレッサーの軽減や薬物療法などの一般的なうつ病への対応をしても患者の状態が改善しない場合や，希死念慮が認められるなど重篤な場合は，精神保健の専門家への紹介が必要となる。一般的に精神疾患や精神医療に対する抵抗感は強く，専門家の治療を患者に推奨する際には一定の配慮が必要に

難しいケースの場合：うつ病への対応

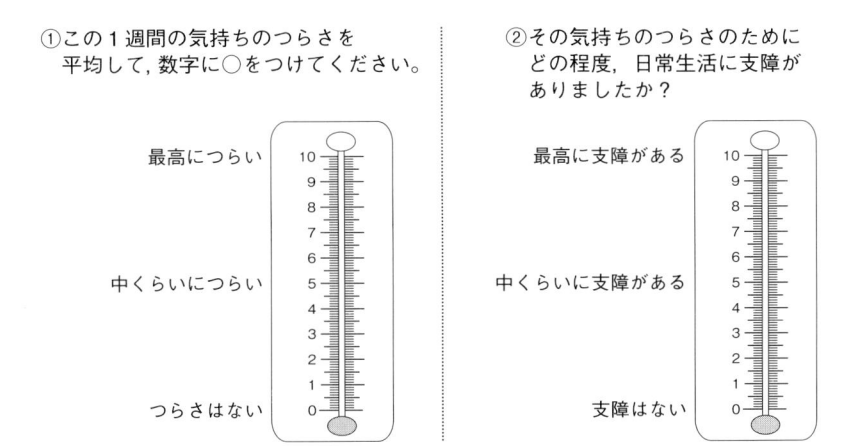

①この1週間の気持ちのつらさを平均して，数字に○をつけてください。

最高につらい　10
　　　　　　　 9
　　　　　　　 8
　　　　　　　 7
　　　　　　　 6
中くらいにつらい 5
　　　　　　　 4
　　　　　　　 3
　　　　　　　 2
　　　　　　　 1
つらさはない　 0

②その気持ちのつらさのためにどの程度，日常生活に支障がありましたか？

最高に支障がある 10
　　　　　　　　 9
　　　　　　　　 8
　　　　　　　　 7
　　　　　　　　 6
中くらいに支障がある 5
　　　　　　　　 4
　　　　　　　　 3
　　　　　　　　 2
　　　　　　　　 1
支障はない　　　 0

図 10-1　つらさと支障の寒暖計

表 10-3　患者自身が認識する問題，要望の同定に使われる質問

> 「どのようなことでお困りですか？」「何が一番心配ですか？」
> 「気持ちがつらくて，やりたくてもできないことなどありますか？」
> 「耐えられなくて，誰かに相談したいと思うことはありませんか？」
> 「気持ちのつらさについて，どなたかにご相談されましたか？」
> 「今までに気晴らしの助けとして，何か試してみられたことはありますか？　それはうまくいきましたか？」

なる。プライバシーが保たれる場所で相談する，時間をとるなど，一般的に必要とされるポイントは，他のセッティングのコミュニケーションと同様のため，本書の他の章を参照されたい。

　精神科への円滑な紹介のためには，単に精神症状の評価だけではなく，精神症状に関して患者自身が何を問題とし，何を望んでいるかを主治医・看護師が評価する必要がある。紹介の意義・必要性を患者と共有するためには，「気持ちがつらいためにどういったことでお困りですか？」といった質問で，患者自身が考える問題を問うことが主治医・看護師などに求められる（表 10-3）。患者自身が考える問題には，「気持ちが落ち着かずにつらい」，「夜眠れなくて困る」，「仕事が手につかない」，「家族に心配をかけたくない

のに，明るく振舞うことができない」，「こんなにつらくては抗がん治療を続けることができないのではないかと心配」，などさまざまな懸念がある。主治医や看護師は精神保健の専門家への紹介の際に，患者自身の認識する懸念を相談し，解決するために必要なことであると伝えることが重要である。

とくに専門家へのコンサルテーションを推奨する場合，精神疾患や精神医療への心配が表出されることがある。まず，患者が精神疾患や精神医療に関してどのような心配をもっているのか可能な限り具体的に聞くことが大切である。表出された心配に対し，専門家による精神的ケアを受けることは異常ではないこと，円滑な抗がん治療のために有益である可能性があることなどを，患者の心配に共感しながら伝える（表10-4）。スクリーニングを実施している場合は，気分的なつらさのケアはがん治療においてとても重要な問題なので，ルーチンで紹介している，という説明も可能である。

医療者が精神科医にコンサルテーションする際に，患者が専門家に対して望んでいること（例：今後抗がん治療を続けられるようにサポートを希望しています，家族との関係悪化を心配されています）や，患者が専門家に対して心配していること（例：無理やり薬を飲まされるのではないか，がん治療の妨げになるのではないか）を，そして医療者の懸念（例：うつ病が疑われます，自殺のリスクを評価してください）を加えて精神科医に紹介理由としてはっきりと伝えることは，紹介後に精神科医が患者と治療契約を結ぶ際に有益である。

3. 家族への精神的ケア

がん患者の家族は，患者の介護者としての立場と同時に，患者と同様にがんの経過に伴いストレスを受ける第二の患者としての側面をもっている。先行研究によると家族の10～30％に何らかの精神疾患を認めると報告されている[6]。

家族は一般的に「自分は患者ではない」，「自分の悩みを医療者に話すことは迷惑になるだろう」などと考えていることが多い。また医療者も家族に介護者としての役割を期待し，病状を伝える際に本人に伝えられないような厳しい情報も伝えられるなど，家族特有の心理的負担を抱えがちである。医療者，とくに看護師は家族に最初にかかわるときや，家族の負担が大きいと感じたときに「ご家族の気持ちのうえでの負担についても遠慮なくお話しくだ

さい」，「ご家族自身のストレスを和らげることは，患者さん本人の今後のケアにとっても重要ですよ」などと，家族が自分自身の問題を話しやすくするためのメッセージを積極的に伝えることが重要である。

表10-4 精神疾患や精神医療に対する心配とその説明

精神疾患について
■ このようにつらいのは自分が弱いからではないか 　→「がんにかかることは誰にとっても大きなストレスです。夜眠れなくなったり，気持ちが落ち着かなくなったりすることは珍しいことではありません」 　→「今の○○さんの状況で，気持ちがつらくなるのは当然かもしれません。ただ，つらいことを認めて，今のように相談してくださることで，今後どうすればいいか一緒に考えることができます。つらさを相談することは弱いのではなく，むしろ先につながる強さと考えることもできますよね」 ■ 自分はおかしいわけではない 　→「私たちもあなたがおかしいとは思っておりません。むしろこのようなつらい状況の中でがんばっておられると思います。ただ，先ほどおっしゃったような問題（夜が眠れないなど患者が認識する問題）を少しでも少なくすることで，よりうまく生活を過ごせたり，がん治療にとりくめたりするとしたら，意味があると思いませんか？」 ■ 気持ちの問題は気の持ちようでなんとかなる 　→「そうかもしれませんね。ただ，もしいろいろ試してみてもうまくいかないときは，専門家に相談するのもひとつの方法ですね」
精神医療について
■ 自分が精神科にかかることを他人に知られたくない 　→「誰がどこにかかっているかは他の人にはわかりません。またカウンセリングで話したことが他の人に知られることもありません」 ■ 何を相談していいのかわからない 　→「今，私にお話くださったようなことを話されてはいかがでしょうか？」 　→「心配なことをそのままお話になってはいかがでしょうか？　たくさん話すことが目的ではありませんから，無理して話す必要はないと思いますよ」 ■ 話をしたからといって，自分の問題が解決するわけではない 　→「確かに解決しないかもしれません。ただ，困ったことが起こったときに他の人に愚痴を聞いてもらったり相談したりするうちに，気持ちが楽になったり，物事が整理できたりしたことはありませんか？　病気や心の問題について教えてもらうのも役に立つかもしれませんね」

(つづく)

表 10-4（つづき）

- どんな先生なのか心配，何をされるか心配
  - →「一度受診してみて，相性が合わないようならもう一度相談しましょう」
  - →「いやなことや，心配なことは直接お伝えになって大丈夫ですよ」

- 精神科の薬で依存症になってしまうのではないか，薬に頼りたくない
  - →「必ずしもお薬をつかうとは限りません。まずは相談し，もしお薬が必要だと言われたら今，おっしゃったようなお薬に関するご心配を話されてはいかがでしょうか？」
  - →「決められた用量を使う分には，依存症の問題はほとんどありません」
  - →「薬に頼りたくないというお気持ちはよくわかります。ですが，例えば骨折したときに杖をつくことで骨折の治りが早くなるように，つらいときにつらさを和らげる薬を一時的に利用したとしても，頼っているわけではないと思いますよ」

- 精神科の薬で性格が変わってしまうのではないか
  - →「薬の効果は，落ち込んだ気分や不安といった症状を和らげることです。むしろ本来の自分らしさを取り戻すのに役に立つというご理解のほうがいいと思います」

- 今は必要ありません
  - →「わかりました。必要だと思われたときにいつでもご相談ください。また私たちからも時々お声をかけさせていただきますね」

〔秋月伸哉〕

【文献】

1. Chochinov HM, Breitbart W : Handbook of psychiatry in palliative medcine. Oxford University Press, 2000
   内富庸介，監訳：緩和医療における精神医学ハンドブック．29-53，星和書店，2001
2. Colleoni M, Mandala M, Peruzzotti G, et al : Depression and degree of acceptance of adjuvant cytotoxic drugs. Lancet 2000 ; 356 : 1326-1327
3. Holland JC : Psycho-oncology. 541-547, Oxford University Press, 1998
4. Akizuki N, Yamawaki S, Akechi T, et al : Development of an Impact Thermometer for use in combination with the Distress Thermometer as a brief screening tool for adjustment disorders and/or major depression in cancer patients. J Pain Symptom Manage 2005 ; 29 : 91-99
5. Shimizu K, Akechi T, Okamura M, et al : Usefulness of the nurse-assisted screening and psychiatric referral program. Cancer 2005 ; 103 : 1949-1956
6. Pitceathly C, Maguire P : The psychological impact of cancer on patient's partners and other key relatives ; a review. Eur J Cancer 2003 ; 39 : 1517-1524

第10章
難しいケースの場合　2. せん妄への対応

　せん妄は，幻覚，妄想，興奮などの精神症状を伴う意識障害である。がんの経過におけるあらゆる時期にみられるが，とくに術後と疾患の進行に伴い頻度が高くなり，終末期では30〜80％に認められる[1]。

　また，せん妄では，危険行動による事故（自殺を含む），家族とのコミュニケーションの妨げ，治療選択などに関する患者の意思決定の障害，医療スタッフの疲弊，入院の長期化などの問題と関連することが指摘されており[1]，早期発見と適切な治療が望まれる。

　本章ではせん妄の診断，原因，治療を簡略に説明し，患者・家族とのコミュニケーションについて述べる。

1．せん妄の診断

　表10-5に米国精神医学会の診断基準（DSM-Ⅳ）を示した[2]。せん妄の典型例では，落ち着きのなさ，不安，焦燥感，睡眠障害などの前駆症状に続き，注意集中力困難，覚醒度の変化，精神運動性の変化（興奮など），知覚障害（錯覚，幻覚など），記銘力障害，見当識障害，睡眠覚醒リズムの障害などさまざまな精神症状が出現することが多い。また，不安，恐怖，抑うつ，易刺激性，怒り，多幸，意欲低下のような情動変化が認められることもある。これらの症状は数時間から数日のうちに比較的急性に発症し，日内変動（例：とくに夜間に症状が増悪するなど）がみられるという特徴を有する。

2．せん妄の原因

　がん患者におけるせん妄の原因としては，中枢神経系に対する直接的な原

表 10-5　せん妄の診断基準〔米国精神医学会（DSM-Ⅳ）〕

診断基準	具体的な臨床症状
A．注意を集中し，維持し，転導する能力の低下を伴う意識の障害（すなわち環境認識における清明度の低下）	・質問に対して集中できない ・前の質問に対して同じ答えをする ・質問していても覚醒が保てず，すぐうとうとしてしまう
B．認知の変化（記憶欠損，失見当識，言語の障害など），またはすでに先行し，確定され，または進行中の認知症ではうまく説明されない知覚障害の出現	・最近の記憶が曖昧である ・新しいことを5分後には忘れてしまう ・時間と場所に関する見当識を失っている ・物の名前を言ったり，書いたりすることが下手になる ・誤解（物音を聞いて「知人が来ている」と言う），錯覚（壁のシミを見て「虫がいる」と言う），幻覚（人がいない場所に「人がいる」と言う）の存在　しばしば幻覚を現実のものと確信し，不安・興奮の原因となる
C．その障害は短期間のうちに出現し（通常数時間から数日），1日のうちで変動する傾向がある	・午前中おとなしく協調的であった人が，夜には点滴を抜いたり，部屋から飛び出そうとしたりする
D．病歴，身体診察，臨床検査所見から，その障害が一般身体疾患の直接的な生理学的結果により引き起こされたという証拠がある	せん妄の原因については後述

因（脳転移など）と，間接的な原因（代謝性脳症，電解質異常，薬剤の副作用，アルコール離脱など）があり，一般的には後者によるものが多い。病期別にみると身体状態のよい時期には治療（手術，化学療法など）に基づく単一要因が多く，終末期には多要因になることが多い。進行・終末期にせん妄を呈した患者の調査では，頻度の高い原因は，オピオイド，脱水，肝・腎機能障害などであり，可逆性が高いもの（原因に対するアプローチでせん妄が改善する可能性が高いもの）は，オピオイド，脱水，薬剤（オピオイド以外），高カルシウム血症などであると報告されている[1]。このように進行・終末期のせん妄でも原因に対する適切なアプローチによって改善する可能性が指摘されている。

3. せん妄の治療[2]

　せん妄の治療は，まず原因の同定とそれに対する治療が原則であり，身体的所見，検査所見，投薬内容の検討などから治療可能な原因を同定し，身体的原因の治療，原因薬剤の中止・減薬・変薬などを行う。
　せん妄によって「ベッド柵を乗り越える」，「点滴・ドレーンを抜く」など患者自身を危険にさらすことがあり，偶発的な自殺行為がみられることがある。そのため行動の危険性を評価し，危険物の撤去，頻回に訪床をするなど安全性を確保することも必要となる。
　環境的介入も有用である。具体例としては，周囲のオリエンテーションがつくよう夜間も薄明かりをつける，時間の感覚を保つことができるよう，カレンダーや時計を置く，親しみやすい環境を整えるために家庭で使い慣れたものを置く，などがあげられる。また，家族や慣れ親しんだ医療スタッフとの接触を頻回にすることで安心感を与えることも有用である。
　原因の同定やその治療が困難であったり，治療に時間を要することが想定される場合には，対症療法として薬物療法が行われることも多い。薬物療法の中心は，原則的には抗精神病薬であり，せん妄における精神運動興奮や幻覚・妄想に対して有効性が高い。幻覚・妄想や興奮，焦燥，不穏などは患者・家族ともに負担となるため，抗精神病薬でこれら精神症状を抑えることも検討する。また，ベンゾジアゼピン系薬剤ではせん妄を悪化させることがあるため，単剤投与は避け緊急避難的な使用としたい。

4. せん妄の患者とその家族とのコミュニケーション

1) 患者とのコミュニケーション

　患者とのコミュニケーションは一見会話がほぼ成り立っている場合から，全く成立しない場合まで，意識障害の程度によってさまざまである。ごく軽微な場合では患者自身変化に気付いていないことも少なくない。
　せん妄から回復し，そのエピソードを記憶していた患者のうち80％の患者がせん妄の妄想体験（「点滴に毒を入れられる」など）を非常に苦痛に感じていたとの報告がある[3]。このようにせん妄は意識障害であるものの患者

表 10-6　患者に対する質問と言葉かけ

見当識障害・記憶障害
「ここがどこかわかりますか？ （患者の返答） 　ここは○○病院です。○○さんは〜から入院されています」 「何のために入院されましたか？ （患者の返答） 　〜という状態で入院されて，〜という治療をしているところです」 「今日の日付はわかりますか？ （患者の返答） 　今日は○月○日です。○月○日に入院されたので入院して〜日くらい経っていますね。○月○日に手術（抗がん剤）を受けられました。体調はどうですか」 「朝もお会いしましたが覚えていらっしゃいますか。 （患者の返答） 　担当の△△です。○○さんは〜という状態で入院されて，〜という治療をしているところです」

幻覚・錯覚
「壁や天井に何か見えますか？」 「今この部屋には私とふたりですが，他に誰かいるようですか？」 「私たち以外の声や音が何か聞こえていますか？　おひとりでいるときにも聞こえることがありますか？」 「お部屋の中で何か異常はありますか？」

自身の苦痛にもつながるものである。どのような状況が苦痛なのかを評価し，対応・ケアをチームで検討することが大切である。

　場所や状況がわからず混乱している場合，オリエンテーションや状況・経過を繰り返し説明しサポートする（表 10-6）。また，妄想について恐怖感を抱いている患者には妄想であることの説明をする場合もあるが，なかには自らの訴えを否定されたと感じて興奮されることもあるため，興奮しやすい場合には否定せずに見守ることも必要である。

　回復した後には本人の記憶，気持ちを尋ね，家族への説明同様，せん妄の状態について，考えられた原因と行った治療などを説明する。そして話を聞いていく中で患者が負担に感じていたことなどを取り上げる（表 10-7）。ただし，振り返ることによって苦痛が増す場合には，面談を中断するよう臨機応変に対応する。

表 10-7　せん妄改善後の患者に対するコミュニケーション

> 「よくなられましたね。ここ数日（数週）のことは覚えてらっしゃいますか」
> 「どのように覚えてらっしゃいますか」「びっくりされたでしょうね」
> 「どのように感じていましたか」「夢と現実の間を行ったり来たり……」
> 「振り返ってどう思われますか」「恐くなかったでしょうか」
> 「そのようにお感じになったのですね。この数日（数週）はせん妄という状態で，記憶が曖昧になったり，場所や日にち・時間がわかりにくくなるということが起きていました」
> 「せん妄はお体の状態やお薬などの影響から脳の働きが低下することによって起きてきます。おつらかったと思いますが，決して○○さんの精神状態が不安定になって起きたものではありません。○○さんの場合には〜ということが原因と考えられたので，〜という対応をしました」
> 「説明がはやすぎませんでしたか」
> 「驚かれたでしょうか」
> 「何かご質問はありますか」

　精神症状が続いている状態や回復困難な状態では，ケアを行いながら，その苦しみに寄り添うことが大切である。

2）家族とのコミュニケーション

　せん妄の状態では患者本人から発症や症状について聴取することが困難なことも多く，その場合には家族からの情報が助けとなる。いつ頃から，どのような変化があったか，「いつ頃からいつもと違うご様子でしたか？」，「いつ頃から変化に気付かれましたか？」，「いつ頃から落ち着かず，眠れなくなってきているでしょうか？」，「場所や状況がわからなくなるようなことがありましたか？」などと尋ねる。
　せん妄をきたした患者を前に，「おかしくなってしまったのではないか」，「呆けてしまったのではないか」と家族は動揺する。まず，家族がどのように感じ理解しているか，例えば「今の状態をどのようにお感じになっていますか？」，「驚かれたと思いますが，今の様子をどのようにお考えになりましたか？」という言葉で尋ねる。家族の誤解，曲解を含め，事実とのギャップを把握する。次に，見当識障害，幻覚，妄想，興奮などさまざまな症状がせん妄という病態によって起きていること，その原因，経過，治療などについて説明を行い，家族の動揺を落ち着かせ，協力を求めることが重要である

表 10-8　家族に対するコミュニケーション

せん妄の説明
「今の状態をどのようにお感じになっていますか？」 「驚かれたと思いますが、今の様子をどのようにお考えになりましたか？」 「人がいないのにいると言ったり，声が聞こえるといった幻覚や，興奮して落ち着かないということが起きてきていますが，これはせん妄という状態で，脳の働きが低下することによって起きています」 「症状はいつも一定ではなく1日の中でも波（動揺性）があります。」 「比較的コミュニケーションの取りやすいときや，幻覚・興奮などで落ち着かずコミュニケーションも難しいときが，1日の中でもみられることがあります」 「このせん妄という脳の働きが低下している状態には，薬剤や身体的なものなど何らかの原因があります。まずその原因が何かを検討し，原因について対応することが治療となります」 「説明がはやすぎませんでしたか」 「驚かれたでしょうね」 「何かご質問はありますか」

協力を求める
「患者さんは混乱していることが多いですが，ご家族に接し，家庭で使い慣れたものを置き，親しみやすい環境を整えることは安心感を与えることにつながります」 「また，場所や日付，時間，状況などがわかりにくくなっていますので，見やすいカレンダーや時計などをもってきていただき，思い出せるようお話していただくことも助けになります」 「できる限りご面会に来ていただくこと（付き添っていただくこと）は安心感につながり，とても患者さんの助けになります」 「○○さんに接していてどう感じてらっしゃいますか」 「接すること（付き添うこと）が負担になっていますか。どのように負担ですか」

（表10-8）。原因がわかれば，原因と具体的な対応についても説明する。

　せん妄はさまざまな身体の問題などを背景に起こってくる意識障害であり，がんに伴うストレスの結果として出現してくる精神的問題として理解されている場合が多い。そのため，家族の理解を確認したうえで，例えば「今ご説明したようにこの状態はお身体やお薬など何らかの原因があって起きてきている状態です。決してストレスから不安定になっているということではありません」などと説明したい。

また幻覚・妄想・不穏・不眠などへの薬剤の使用の際には，「原因の検討と原因への対応を行っていきますが，幻覚や興奮，眠れないといった症状には対症的に幻覚や興奮を抑える薬剤の投与を行っていくという方法があります」などと説明する。

　家族など慣れ親しんだ人が接することは治療的に働くことも説明し協力を求める（表10-8）。それと同時に，患者に接すること，付き添うことについてどのように感じているかを「○○さんに接していてどう感じていらっしゃいますか」，「接すること（付き添うこと）が負担になっていますか。どのように負担ですか」などと尋ね，家族の負担について取り上げることも重要である。

　せん妄をきたした状態では患者本人が状態や説明を理解し同意することが困難なことが少なくないため，精神科受診の際には必ず家族に説明し同意を得ることも重要である。せん妄について説明したうえで「幻覚，妄想，興奮などの症状が起きていますので，こういった状態に対する治療や対応などを相談するため精神科にも受診していただこうと思います」などと説明し，できれば受診時に同席することも勧める。せん妄の対応には緊急を要することもあるため，その場合には家族からの同意が診察後になってしまうこともあるが，せん妄の状態を説明したうえで，対応に緊急を要した旨などを説明することが大切である。

3）スタッフへの対応

　せん妄は患者，家族の苦痛となる状態であるが，関わるスタッフも苦痛を感じ，疲弊してしまう場合も少なくない。また，せん妄を見逃し，正しく認識せず対応されている場合もある。まず，担当医または精神科医はスタッフがどのように理解しているか，例えば「患者さんにどんな変化がありますか？」，「今の状態をどのように考えていますか？」という言葉で尋ね，把握する。そのうえでせん妄について説明をし，対応についてチームで検討する。その際，対応の難しい患者についてはカンファレンスを行い，スタッフがどのように感じているか，「関わっていて，どのように感じていますか？」，「何をつらく感じていますか？」，「何が問題だと思いますか？」などと尋ね，問題点を検討し，理解と対応を共有することが重要である。

〔岡村優子〕

【文献】

1. Lawlor PG, Gagnon B, Mancini IL, et al : Occurrence, causes, and outcome of delirium in patients with advanced cancer ; a prospective study. Arch Intern Med 160 : 786-794, 2000
2. せん妄：米国精神医学会治療ガイドライン. 10-45, 医学書院, 2000
3. Breitbart W, Gibson C, Tremblay A : The delirium experience ; delirium recall and delirium related distress in hospitalized patients with cancer, their spouse/caregivers, and their nurses. Psychosomatics 43 : 183-194, 2002

第10章
難しいケースの場合 3. 怒りへの対応

1. 怒りとは

 怒りは表出を通じて被表出者へも影響を及ぼす感情である[1]。被表出者は怒りを不快に感じることが多く,社会的には抑制されるべきものとされている。怒りが表出されると,被表出者にも怒りが生じて事態が深刻化することがある。これは葛藤のエスカレーションとして知られている現象で,被表出者が怒りの正当性を認めない場合に起こりやすいとされる[1]。一方で被表出者が怒りを正当なものと評価した場合には,問題の解決や両者間の親密化といった肯定的な結果がもたらされることがある[1]。

2. 怒りのきっかけ

 怒りは恐怖や不安を喚起させる体験や喪失体験により引き起こされることが多い[2,3]。がん医療の場合,がんの発症や再発によって生命の危険を感じるとき,手術による身体機能の喪失や病状の進行によって職業的役割や家族内の役割などを喪失したとき,もしくはその可能性を認識したとき,言い換えれば医師が患者に悪い知らせを伝えるときに,患者は怒りを表出しやすい状況にあるといえよう。また疼痛や呼吸苦などの身体症状が増悪した場合にも,患者がコントロール感を喪失したり死の恐怖を感じたりすることで,医師や看護師に怒りを向けることがある[3]。その他,医療者が患者に取った対応に対して患者は傷つけられたと感じ,怒りを喚起させることがある[2]。

3. 医療者に向けられる怒り

　医療者に非がないのに患者から怒りが表出されることがある[4,5]。例えば再発の可能性を伝えられたうえで，医学的に必要な検査や治療を受けた早期がん患者が再発した場合，再発を知らされた直後の患者の中には，「先生は病気を見つけるのが遅かった」，「十分な治療を怠った」，「病院を信じていたのに裏切られた」と医療者に怒りを表出することがある。このような怒りの多くは，病気の脅威から自らを守るため，怒りを医師に対して無意識に向けたと考えられる[4,5]。医療者が患者の怒りに巻き込まれ，非を問いただすような自分に向けられた個人的怒りと認識してしまうと，自分を擁護する言葉に終始したり，診察時間を減らして顔を会わせないようにしたり，逆に怒りを向け返したりしてしまい，患者の怒りが治まらないばかりか，問題が深刻化することもある[4,5]。

4. 怒りへの対応（表10-9）

　医療者が患者の怒りに効果的に対処するには，まず怒りの感情に巻き込まれて怒りで返さないように注意する[1,4~6]。そして自分の感情に注意を払いながら，患者の話に集中して耳を傾ける（話を聴くスキルについては，次項「不安への対応」表10-12参照）。医療者は途中で反論したい誘惑にかられ

表10-9　怒っている患者への対応のポイント

自分の感情と言語的（言葉）・非言語的（表情・姿勢・身ぶりなど）表現に注意して怒り返さないようにする
患者の話をさえぎらずに最後まで聴く
患者の話の途中で反論しない
患者に共感を示す
医療者に非があれば謝罪する
患者に誤解がある場合には，自分の感情に注意しながら説明する
怒りが持続する場合には背景要因を探索する

表10-10 怒っている患者とのコミュニケーション

患者への対応のポイント（表10-9参照）	状況	患者への言葉の例
患者の話をさえぎらずに最後まで聴く	患者は怒っているようだが，言いにくそうにしている	どのようなお気持ちですか 遠慮せずに，○○さんが思っていることを教えてください
	患者が話している	（凝視しすぎないで，黙ってうなずきながら，話を聴く） （凝視に気をつけながら）ええ。 （もしくは）はい（と相づちをうつ）
	患者は長時間一方的に話している	すみませんが，今までのお話を整理させてください。つまり… ○○さんのお話を理解できなくなると申し訳ないので，今までのお話を確認させてください。○○さんが，一番おっしゃりたいことは…
	患者の話は途切れるが，不満そうな表情をしている。もしくは怒りの理由がわからない。	もう少し詳しく教えてください （これまでの話の要点をまとめて） ○○さんは…
患者に共感を示す	患者が怒っている	（ゆっくりとしたスピードで） 確かに，納得のいかないことでしょう （穏やかな口調で） 釈然としない思いがするのですね この状況であれば，不快に感じるのは，自然なことだと思います 私が同じ状況にあれば，○○さんと同じ気持ちになると思います
患者に誤解がある場合には，自分の感情に注意しながら説明する	患者の話を最後まで聴いて，怒りの原因が誤解にあると考えられた	□□を△△とお考えであれば，不快に思われるのも無理もないと思います。□□について，もう一度説明させてください （ゆっくりとしたスピードで） 私の説明が十分ではなくて，○○さんに誤解を与えてしまったようです。□□についてですが…

＊以上の文例はあくまでも一例であり，すべての状況に対応しているわけではない。
　状況にそぐわない場合もあるので，柔軟な対応をしていただきたい。

てもそれを抑えて，ひととおり話を聴くようにする[2]。医療者に反論されてしまうと，自分の気持ちを理解しようとしていない医療者の態度に，患者はいっそう怒りをおぼえる可能性がある。患者の言い分をよく聴いて問題点を明らかにするとともに，患者と共同で問題を解決していこうとする姿勢を患者に示すことが必要である。

　医療者が話を聴けば，患者は怒りを喚起された理由と，それに至ったつらい状況を熱心に語るだろう。続いて医療者は患者の怒りに対して共感を示すようにする[6,7]。医療者に非がある場合には，患者に謝罪する。患者が誤解している場合にはそれを訂正することも有用だが，その際に自分の感情に注意を払うようにする。

　傾聴と共感を繰り返していくと，患者の怒りは治まっていくだろう[7]。時として怒りは悲しみをはじめとした別の感情に変わり，将来訪れる家族との別れや，がんによって達成できなくなった夢について，涙ながらに語ることもあるだろう。

5. 持続する怒りへの対応

　これまであげたような過程を踏んでも怒りが持続するのであれば，その背景要因を探索することが重要である。例えば，病前からの精神科的問題，使用している薬剤の副作用，脳転移，意識障害といったものの影響による可能性などである。また心理社会的な要因が影響している場合もある[7]。例えば，過去に類似した経験をしていて，そのときの感情が怒りの根底に隠されている場合などには，専門家への紹介が一助となるだろう。

〔大庭　章・吉川栄省〕

【文献】
1. 阿部晋吾，高木　修：怒り表出の対人的効果を規定する要因－怒り評価の正当性評価の影響を中心として．社会心理学研究 2005；21：12-20
2. Andrew Billings J, Stoeckle JD : The clinical encounter-A guide to the medical interview and case presentation. Mosby, 1999
日野原重明，福井次矢，監訳：臨床面接技法－患者との出会いの技．144-147，医学書院，2001
3. Moorey S, Greer S : Cognitive behaviour therapy for people with cancer. Oxford University Press, 16-17, 128-131, 2002
4. Houston RE : The angry dying patient. Prim Care Companion. J Clin Psychiatry

1999 ; 1 : 5-8
5. Kubler-Ross E : On death and dying. Macmillan Publishing, 1969
  川口正吉，訳：死ぬ瞬間－死にゆく人々との対話．84-113，読売新聞社，1971
6. Platt FW, Gordon GH : Field guide to the difficult patient interview. Lippincott Williams & Wilkins, 1999
  津田　司，監訳：困ったときに役立つ医療面接法ガイド－困難な医師・患者関係に対処するコツ．82-92，メディカル・サイエンス・インターナショナル，2001
7. Maguire P, Pitceathly C : Managing the difficult consultation. Clin Med 2003 ; 3 : 532-537

第10章 難しいケースの場合 4. 不安への対応

1. 不安とは

　不安とは恐れの感情であり，動悸や発汗といった生理的変化や，落ち着きのなさや，繰り返し保証を求めるなどの行動の変化，心配や集中力の低下といった認知の変化を伴うものである[1,2]。類似した感情である恐怖は対象が明確で急性的に出現して消失することが多いのに対して，不安は対象が恐怖ほど明確とは限らず，症状がより慢性的なことが多いという特徴がある[2]。がん患者は病気を疑われて検査を受ける時点から不安をもっており，その後も病気の状況や治療の内容，今後の見通しや医療者とのコミュニケーションなど，常に何らかの不安をもっているといっても過言ではない。がん患者に接する医療者にとって不安への対応は重要である。

2. 不安への対応（表10-11）

1）不安への初期対応

　不安そうな表情や言動が認められた場合，まず患者の話を口を挟まずに積極的に聴き，不安の背景要因について情報収集する[2~4]。例えば，患者がおかれている状況や，もしもあれば不安の対象について，また不安を感じる理由について知ることが有用であろう。その際に患者は自発的に医療者が求める情報を話すとは限らない。患者は不安な自分を恥ずかしく思うことがあるほか，そのような姿を医療者に見せるべきではないと思うこともある。患者が話しやすいように，医療者は積極的に話を聴く必要がある[4,5]。その際に用いるのが聴くスキルであり，具体的には，視線を合わせること，姿勢をや

表 10-11　不安な患者への対応のポイント

> 聴くスキルを用いて患者の話を聴く
> 不安の背景要因を探索する
> 患者に共感を示す
> 必要に応じて情報提供，誤解や悲観的な予測の訂正をする
> 不安が持続する場合，薬剤の副作用，身体症状，他の精神疾患の可能性について評価・対応をする
> 薬物療法，支持的精神療法，リラクゼーションを開始するもしくは専門家へ紹介する

表 10-12　聴くスキルの例（文献5より引用）

> アイコンタクトを保つ
> 相手側に身体を少し傾ける
> 話すスピードや声の調子・大きさに気を配る
> 医療者が話題を飛躍させたり妨げたりしない
> オープン・クエスチョンを使用する
> 合間にうなずく
> 合間に「はい」と相づちを入れる
> 患者がある程度話した時点で，その内容の本質を言い換えて返す
> 患者が長時間話したら，その内容を要約して返す

や前かがみにすること，うなずくことといった非言語的なスキルや，オープン・クエスチョン，患者の言葉を言い換えて反復すること，要約して返すことなどの言語的なスキルが含まれる（表10-12）[5]。そして患者に共感を示すことが重要である（表10-13 患者に共感を示す）[3,4]。自分の感情が医療者に認められて受け止められることで安心感がもたらされる。医療者に共感的に受け止められるだけで，不安が緩和される場合も少なくない。

また，不安の背景要因に情報不足や誤解が隠れていることがある。なかには，病状について現実以上に悲観的な予測をしていたり，治療効果や副作用について非常に恐がっていたり，経済的な負担を気にしていたりする場合も

ある。その場合には，適切な情報提供を行い，さらに誤解や現実以上に悲観的な予測の訂正を行う[1,2,4]。必要に応じて，専門医，専門看護師，薬剤師，ソーシャルワーカーなどの各領域の専門家からの情報提供も考慮すべきだろう。

2）否認とは

　不安が強い患者の中には否認を用いることもある。否認とは，他者には明らかな事実または主観的体験の苦痛な側面を認めずに拒否することによって，精神的苦痛に対処する防衛機制である[6]。例えば，がんと診断された患者がその事実を否定したり，病状の進行を説明された患者が，病状は改善していると発言したりすることである。がんの診断直後には多くの患者に認められ，脅威に対処するためには自然で健康な反応といえる[6]。否認の強さには，がんの診断を認めずに検査や治療を受けようとしなかったり，がんの診断を認めて治療を受けても病状の深刻さを認めなかったり，といったさまざまな程度がある[7]。また時間とともに変化することが多く，強い否認が持続することは稀とされている[7,8]。

3）否認への対応

　強い否認は一時的な場合が多く，必ずしも積極的に介入するのではなく，強化せずに静観することがよいとされる[7,9,10]。しかし，否認による悪影響が重大で緊急性を要する場合には，積極的な介入が求められる。例えば，根治が見込める治療を即座に行う必要がある患者が診断自体を否認している場合，否認は重大で緊急性の高い問題といえる。介入が必要な場合には，精神保健の専門家に相談することが望ましい。

4）不安が強いかもしくは持続する場合

　患者の不安が強い場合や持続する場合には，不安の背景要因についてさらに情報収集して，新たな対応を検討すべきであろう。不安の症状はしばしば他の医学的な状態と鑑別する必要がある[4,11]。例えば，アカシジアのように薬剤の副作用の場合や，アルコールなどの薬物離脱症状の場合もある。また背景にある精神疾患を鑑別する必要がある。医学的な背景が不安症状に関連している場合には，それらへの対応が重要である。

医学的な要因が関与していなければ，一般的な不安への対応が求められる。薬物療法は不安に対してベンゾジアゼピン系薬剤の処方が考えられ，不眠があれば睡眠改善目的の処方も検討されてよいだろう[4,11]。非薬物療法的介入としては支持的精神療法のほか，呼吸法，漸進的筋弛緩法，自律訓練法といったリラクゼーション技法が効果的な場合がある[4,11,12]。対応に苦慮する場合には，専門家による支援が必要である。

表10-13のコミュニケーションの例も参照されたい。

表10-13　不安患者とのコミュニケーション

患者への対応のポイント（表10-11参照）	状況	患者への言葉の例
聴くスキルを用いて患者の話を聴く 不安の背景要因を探索する	患者は不安そうな様子	今どのようなお気持ちですか 何かご心配なことはありませんか 最近よく考えていることは何ですか
	患者は不安そうだが，口に出そうとしない	（クローズド・クエスチョンを多用して，情報収集しながら，不安なことについて話すことに慣れてもらう） 昨日は眠れましたか。何か考えごとをして眠れなかったのですか。治療のことを考えていたのですか 手術を前にすると，手術が恐いとか，逃げたいとおっしゃる方が，たくさんいらっしゃるんですよ。○○さんは，いかがですか
	患者が話している	（アイコンタクトを保ち，黙ってうなずいて，話を促す） （患者の言葉の最後を繰り返して話を促す。患者の「再発ではないか，と思って…」に対して） 再発ではないかと… （アイコンタクトを保ちながら） ええ（と相づちをうって話を促す）

(つづく)

表 10-13（つづき）

患者への対応のポイント	状況	患者への言葉の例
聴くスキルを用いて患者の話を聴く 不安の背景要因を探索する	患者がある程度続けて話をした	（話の要点をまとめて，医療者の理解が正しいか確認する） ○○さんは，ご家族に心配をかけないように，と思って，治療については何もお話していないんですね （話の要点をまとめて） つまり，これからの治療法について迷っているということですね
	患者は長時間一方的に話している	○○さんのお話を理解できなくなると申し訳ないので，整理しながらお話しましょう。今日一番お話したいことは何ですか。 （回答を受けたら） では，一番大事なことに絞って，お話をしましょうか （患者の話を要約して） 今までのお話からすると，○○さんが気にされていることは…
	患者の気持ちや状況をより詳しく知りたい	抗がん剤が心配とおっしゃいましたが，もう少し詳しく教えていただけますか ご家族のご意見について，お話していただけますか 「もうおしまいだ」というのは，どんな意味でおっしゃったのですか
患者に共感を示す	患者に不快感がある	不安ですね 心配になりますね 恐いと思うのは当然だと思います これからのことを考えていたら，眠れなくなりますよね 同じような気持ちになる方は，たくさんいらっしゃいます

必要に応じて情報提供，誤解や悲観的な予測の訂正をする	患者の不安の背景に誤解や情報不足がある	（上記の共感の言葉を伝えてから）私の説明が足りなかったようですね。抗がん剤の副作用について，補足説明しますね 医療費について，ご心配なのですね。そのような方が利用できる医療制度があります。相談窓口がありますから，帰りに寄ってみてはいかがですか。今から担当者に連絡を入れておきますから
	患者が，過度に悲観的な予測をしている	今すぐに死んでしまうのではないかと，ご心配されているようですが，私はそのようには考えていません。その理由は… とても不安に感じているようですが，そのように考える理由がありましたら，教えてください。それとも，似たようなことで恐い思いをしたことがあるとか，お知り合いの方に恐い思いをした方がいるとか，もしもありましたら，教えてください。

＊以上の文例はあくまでも一例であり，すべての状況に対応しているわけではない。状況にそぐわない場合もあるので，柔軟な対応をしていただきたい。

〔大庭　章・吉川栄省〕

【文献】

1. Stark DPH, House A : Anxiety in cancer patients. Br J Cancer 2000 ; 83 : 1261-1267
2. Buckman R : How to break bad news ; a guide for health care professionals. Westwood Creative Artists, 1992
   恒藤　暁，他訳：真実を伝える－コミュニケーション技術と精神的援助の指針．診断と治療社，131-138，2000
3. Andrew Billings J, Stoeckle JD : The clinical encounter － A guide to the medical interview and case presentation. Mosby, 1999
   日野原重明，福井次矢，監訳：臨床面接技法－患者との出会いの技．147-150，医学書院，2001
4. Maguire P, Faulkner A, Regnard C : Managing the anxious patient with advancing disease ; a flow diagram. Palliative Medcine 1993 ; 7 : 239-244
5. Ivey AE : Introduction to Microcounseling. Wadsworth, 1983
   福原真知子，椙山喜代子，國分久子，他，訳編：マイクロカウンセリング．川島書店，1985
6. Kaplan HI, Sadock BJ : Pocket handbook of clinical psychiatry. Lippincott Williams & Wilkins, 1996
   融　道男，岩脇　淳，監訳：カプラン臨床精神医学ハンドブック DSM-Ⅳ診断基準に

よる診療の手引き．メディカル・サイエンス・インターナショナル，1997
7. Brock G, Gurekas V, Deom P : Denial among cancer patients tips and traps. Can Fam Physician 1993 ; 39 : 2581-2584
8. Weisman AD : Early diagnosis of vulnerability in cancer patients. Am J Med Sci 1976 ; 271 : 187-196
9. Ness DE, Ende J : Denial on the medical interview recognition and management. JAMA 1994 ; 272 : 1777-1780
10. 明智龍男，鈴木志麻子，谷口幸司，他：進行・終末期がん患者の不安，抑うつに対する精神療法の states of the art 系統的レビューによる検討．精神科治療学　2003 ; 18 : 571-577
11. American Society of Clinical Oncology : ASCO Curriculum Optimizing cancer care-The importance of symptom management, 2001
   向山雄人，内富庸介，有吉　寛，監修：ASCO 公式カリキュラム - がん症状緩和の実際．ヘスコインターナショナル，2002
12. 大庭　章，吉川栄省：がん患者への精神療法の実践．日本臨床 2007 ; 65 : 123-127

第10章
難しいケースの場合　5.「死にたい」への対応

1. なぜ，がん患者は「死にたい」のか？

　がん患者の経験する苦悩は時として深く，がん医療の現場では，患者から，「早く死んでしまいたい」，「早く逝かせてほしい」などの言葉が聞かれることも稀ではない。しかし，これまでの検討からは，がん患者の希死念慮の背景には，痛みをはじめとした身体症状，うつ病や絶望感などの精神症状，自立性の喪失や依存の増大などの実存的な苦痛，乏しいソーシャルサポートなど多彩な苦痛が存在していることが示唆されている[1]。さらに，早い死を望んだ進行がん患者を対象として，その意味することを質的に検討した報告からは，「早い死の希望」は多くの意味を含んでおり，"生きたい"ことに対する逆説的表現，死にゆく過程のつらさ，今，現在の耐え難い苦痛（痛みなど）に対する援助の求め，今後，起こり得る耐え難い苦痛から解放される対処法のひとつ，ひとりの個人として関心を抱いてほしいという欲求，家族から見捨てられる不安，悲嘆，苦悩などを表現するためのコミュニケーションである可能性が指摘されている[2]。

　したがって，「死にたい」と言葉を投げかけてくる患者の背景には，このようなさまざまな「意味」が存在する可能性を念頭においておく必要がある。言い換えると，ほとんどの場合には，「死にたい」という表現の背後には，掬い取られてない何らかの患者ニードや緩和されていない苦痛があることを示唆しているのである。

2.「死にたい」と述べる患者とのコミュニケーションへ

1）話し合いを行う姿勢を

「死にたい」と述べる患者に対して最初に行うべき最も重要な対応は，避けることなくこの問題に関しての話し合いを行う姿勢を示し，オープンなコミュニケーションを可能にすることである（図10-2）。医師や看護師の中には，死について患者と話し合うことは，患者の死への願望を容認してしまうことになるのではないか，自殺を促進してしまうのではないか，といった懸念や恐れを抱くスタッフもいるが，実際には，このようなことはなく，むしろ，話し合いを避けること自体が患者の苦悩をより深いものにしてしまう可能性を有している[3]。また，患者がこのような心の内を話す相手は，多くの場合，その医療スタッフを信頼しているからこそなのであり，患者は'たまたま'あるいは'偶然'そのスタッフに言葉を投げかけたのではないことを知っておきたい。それゆえ，時として，「死にたい」という言葉を受け取った医療スタッフは，患者の苦痛を適切に受け止め，ケアに結び付けていくうえでの，最後のゲートキーパーとなり得るのである。

しかし，医療者にとって，タブー視されやすい「死」について患者と話し合うことは決して容易なことではない。それでもなお，患者の思いや背景を理解しようとする準備があることを伝え，まずは，死について，話し合う姿勢を示すことが重要であることを強調しておきたい。

2）言葉のかけ方・医療者の心がまえ

実際には，さまざまな言葉のかけ方があろうが，例えば，「今，感じていらっしゃることを，もう少しお話いただけますか？」，「死にたいと思っていらっしゃるのですね。そのことについてもう少しお伺いしてもよろしいですか？」といった言葉でコミュニケーションを続ける姿勢を示すとよい。

死について話し合う際の医療者の心がまえとしては，非審判的な態度で患者の言葉に耳を傾けることが大切である。「死にたいなんていわずに，がんばりましょうよ」，「家族のことを考えてみたことがありますか」，「命を粗末にしてはいけません」，「自殺は許されないことです」，「緩和ケアの理念には，死を早めることをしないことが含まれています。ですので，そういったこと

をお手伝いすることはできません」,「わが国では安楽死は法律で認められていません」などの安易な説明,説得,医療者の価値観の押し付けは患者の心を閉ざしてしまうことになりかねないので慎みたい。

次に,「死にたい」という言葉の背景に存在するであろう意味や苦痛を理解し,そのプロセスを医療者と患者で共有するために,例えば,患者に次のような言葉をかけてみるとよい。「死んでしまいたいとおっしゃいましたが,きっと何かつらいことがおありなんでしょうね。よろしかったら,そのことに関して,もう少しお話いただけませんか?」,「きっと何か気がかりなことや心配なことがおありなのでしょうね。今,一番ご心配なことをお話いただけませんか?」。

3) 共感的に関わるコミュニケーションと非言語的コミュニケーション

コミュニケーションが深まり,背景にある苦痛が医療者側に理解された際には,その苦痛に対して共感的に関わるコミュニケーションが重要になってくる。その際には,例えば,「これだけ痛みが続いているとそんな気持ちにもなりますね」,「これからのことが不安で,そんな気持ちになられるのですね」,「死にたいと感じるぐらい,おつらいのですね」,「本当に無念ですよね」など,医療者が患者の苦痛を理解していることをメッセージとして届けるようなコミュニケーションが望まれる。

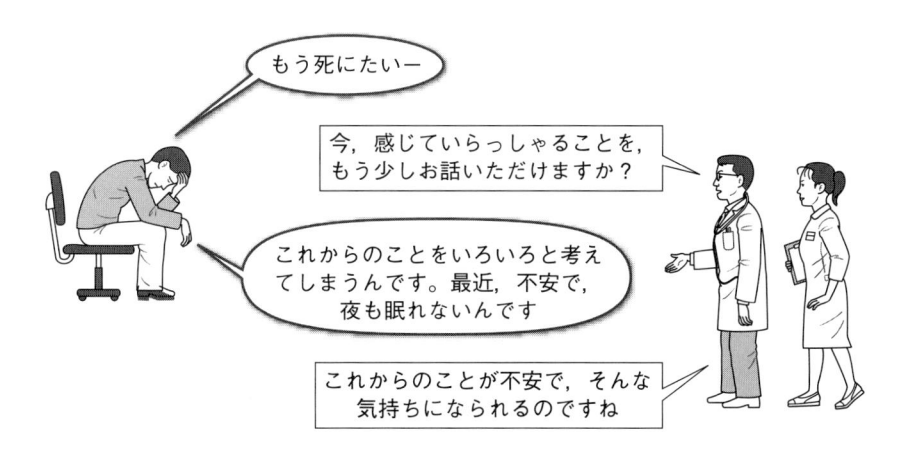

図 10-2 「死にたい」と言われた際のコミュニケーション

一方で，背景に緩和できない深い孤独感や苦悩が存在し，適切な言葉がみつからないこともある。そのようなときには，その思いを感じながら，ただ傍らに座っていることも有用な（非言語的）コミュニケーションになり得る。

4）「肯定」について

その他，一般的なコミュニケーションスキルとして，患者の発言や思いを病的なもの，あるいは異常なものではないことを示す「標準化」といったスキルが有用なこともある。例えば，「あまりにつらいときには，多くの患者さんがそのようにおっしゃいます」，「今の状態であれば，そのように感じられるのも自然なことなのでしょうね」などの言葉が，患者の孤独感を和らげたり，患者にとっての深い思いを語る契機になることもある。

表10-14　「死にたい」と述べる患者とのコミュニケーション

目的	コミュニケーションの実際
コミュニケーションを継続する	「死にたいと思っていらっしゃるのですね。そのことについてもう少しお伺いしてもよろしいですか？」 「今，感じていらっしゃることを，もう少しお話いただけますか？」
患者の苦痛を探索する	「死んでしまいたいとおっしゃいましたが，きっと何かつらいことがおありなんでしょうね。よろしかったら，そのことに関して，もう少しお話しいただけませんか？」 「きっと何か気がかりなことや心配なことがおありなのでしょうね。今，一番ご心配なことをお話いただけませんか？」 「つらく感じていらっしゃることについてお聞きしてもいいですか？」
患者の苦痛に共感的に関わる	「これだけ痛みが続いているとそんな気持ちにもなりますね」 「これからのことが不安で，そんな気持ちになられるのですね」 「死にたいと感じるぐらい，おつらいのですね」 「本当に無念ですよね」 「つらかったですね」
患者の経験を肯定する（肯定）	「あまりにつらいときには，多くの患者さんがそのようにおっしゃいます」 「今の状態であれば，そのように感じられるのも自然なことなのでしょうね」 「同じようなお気持ちを経験された方は，他にもたくさんいらっしゃいますよ」

以上のように「死にたい」と述べる患者とのコミュニケーションの重要な流れは，まずは話し合う姿勢を示し，患者の声を聴くこと，受け入れることであり，そしてこれらのプロセスを通して，患者の苦痛を理解し，それに対して共感的に関わりながら，医療者の理解を患者に届けることといえる。本質的な意味では，患者の苦痛を本人になりかわって理解することは医療者にはできない。しかし，患者との対話を通して，医療者が患者の苦痛を理解しようと努力することはできるのであり，このような営みそのものがこのような状況で求められるコミュニケーショなのではないだろうか。実地臨床で有用と思われるコミュニケーションの実例について表10-14にまとめた。

3. まとめ

　患者の「死にたい」という言葉の背景には，実に多彩な「意味」が含まれている可能性がある。したがって，「死にたい」という言葉に表面的に対応しようとするのではなく，まずそのような言葉がもたらされる背景に存在する，掬い取られていない患者のニードや苦痛をよく理解する，あるいは理解しようとするコミュニケーションのプロセスが重要なのである。そしてこのような医療者との良好なコミュニケーションそのものが，何にも代えがたい患者ケアなのである。

〔明智龍男〕

【文献】

1. Akechi T, Okuyama T, Sugawara Y, et al : Suicidality in terminally ill Japanese patients with cancer. Cancer 2004 ; 100 : 183-191
2. Coyle N, Sculco L : Expressed desire for hastened death in seven patients living with advanced cancer ; a phenomenologic inquiry. Oncol Nurs Forum 2004 ; 31 : 699-709
3. Rosenfeld B, Krivo S, Breitbart W, et al : Suicide, assisted suicide, and euthanasia in the terminally ill. *in* Chochinov HM, Breitbart W, eds ; Handbook of Psychiatry in Palliative Medicine, 51-62, Oxford University Press, 2000

第11章
家族への対応

1. 医療者と家族のコミュニケーション

　がん医療における悪い知らせは，患者のみならず，がん患者家族にも伝えられる場合が多い。そのため，家族は医療者とのコミュニケーションの充実を望んでいる。また，がんに関連した悪い知らせが患者に告げられると，家族全体に大きな変化が生じる。それらの変化は精神的な面だけではなく，患者の身の回りの世話などの家族の仕事量の増加，家族間の役割の変化，経済的負担の増大など幅広い。このようなことから，がんは「家族の病」ともいわれている。

　一方，医療者と家族のコミュニケーションを充実するためには，さまざまな問題点がある。まずは，医療環境上の問題がある。例えば，医療者の時間の確保が難しい，患者・家族への説明は医療者の業務ではあるものの診療報酬がつかない，といった問題である。また医療者がコミュニケーション技術を十分に習得していないという別の問題もある。「患者や家族に対してどのようなコミュニケーションをとったらよいのか？」という技術や，「家族が医師にどのようなコミュニケーションを希望しているのか？」という意向に関する知識が医療者に不足しがちである。このような状況下で悪い知らせを伝える医療者は，自分自身もストレスを抱え込むことになる。

　そこで，本章では家族に接する際の具体的なコミュニケーション例として，家族への言葉かけの参考例をあげることとした。「患者とのコミュニケーションだけでも難しいのに，家族にまで配慮する余裕がない」という医療者が，ベッドサイドで家族に言葉をかける際のヒントになれば幸いである。患者を担当する医療者が，家族の感情を理解していることを言葉にして伝える

ことは，それがたとえ当たり前の言葉かけであっても，家族のストレス軽減だけでなく患者とのコミュニケーションの充実にもつながる。

最後に，本章では，認知機能に障害のない成人患者の家族を前提としていることをあらかじめお断りしたい。

2. 家族に伝えられる悪い知らせ

わが国では，悪い知らせが患者より先に家族に伝えられることが多かった。例えば，家族は患者ががんであることを知りながら，患者本人には明確に伝えられていなかった。1994年に厚生省（当時）が実施した，約1,600名の遺族を対象とした調査によると，患者へのがん診断告知率は1992年には18.2％，1994年には28.6％であり[1]，患者にがん診断の告知をしなかった遺族の3人に2人は「患者にがんであることを知らせなくてよかった」と回答している。この調査ではその理由は明らかにされていないが，がん診断を患者に告知することで患者の精神的苦痛が増すのではないか，「この人が立ち直れなくなったらどうしよう」という家族の不安もその背景にあったと思われる。一方，がん診断を告知されていない患者と家族の間では，病気に関することや将来の相談ごとが話せない，といった家族間のコミュニケーションに支障をきたし，それが死別後の遺族のストレスに関連する場合もある。

また先の調査によると，多くの情報が家族だけに伝えられていることが示された。すなわち，病状や治療方針に関する説明の実施率は，患者本人の場合は51％であるのに対して，患者家族の場合には95％という実態が示された[1]。このように家族に患者より先に，しかも多くの情報が伝えられる背景として，欧米と比較した場合，わが国ではがん治療に関する意思決定の場面での家族の役割が大きいことがあげられている[2]。

その後，1998年に作成されたがん告知のガイドラインでは，「家族には患者より先に伝えない」，すなわち，まずがん患者に伝え，次に患者の了承を得た後に家族にがんを伝えることを推奨している[3]。また，がん診断告知の有無によって患者の精神的苦痛（不安・抑うつ）は変わらないことが示され[4]，「がん診断を患者に告知することで，患者の精神的苦痛が増すのではないか」という家族の不安は必ずしも真実とはいえないことが示された。さらに2003年に実施したがん患者を対象とした悪い知らせを伝える際の意向

〈従来〉
患者より先に，多くの悪い知らせが家族に伝えられていた
（厚生省調査報告，1994年）

→

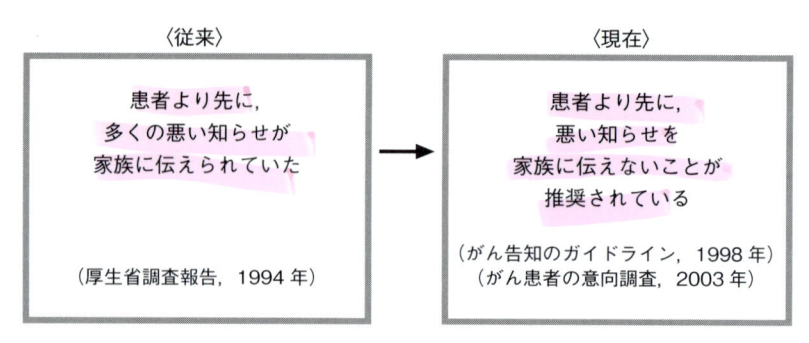

〈現在〉
患者より先に，悪い知らせを家族に伝えないことが推奨されている
（がん告知のガイドライン，1998年）
（がん患者の意向調査，2003年）

図11-1　家族に伝えられる悪い知らせ―わが国の状況

調査では，悪い知らせを家族に先に知らせることを望まない70％，どちらともいえない23％，望む7％であり，患者自身も悪い知らせを家族に先に知らせることを望んでいないことが明らかになった[5]（図11-1）。

　現在，がん診断やその後の病状，治療方針に関する悪い知らせが「家族にどのように伝えられているか？」，および悪い知らせが伝えられたことによる家族の精神的苦痛に関する実態は明らかでなく，今後の調査が必要である。

3．悪い知らせを伝えられる家族への対応

1）悪い知らせを伝えるときの家族への対応

　医師から悪い知らせが伝えられた後，そのときの場面を思い出すとつらくなるのは，多くの患者や家族が経験することである。またその苦痛がとくに強い場合は，本人の意思に反して，今まさにそのトラウマ体験をしているかのような現実感を伴うフラッシュバックとよばれる侵入症状をはじめとした，PTSD（posttraumatic stress disorder）症状を呈する患者や家族がいることも報告されている。家族は伝えられた悪い知らせの内容だけでなく，そのときの医師の口調，言葉遣いといった言語的要素や身振り，視線，表情といった非言語的要素を総合的に記憶している。このようなことから，悪い知らせを伝えるときには，患者や家族にできるだけ精神的苦痛を与えない伝え方の技術が必要である。

　とくに積極的抗がん治療の中止を伝える際の医師の態度については，わが

表 11-1　悪い知らせを伝えるときの家族への対応—
　　　　　積極的抗がん治療の中止を伝える

家族への態度	家族への言葉かけ
「患者にできることはもう何もありません」と言わずに，最善を尽くすことを保証する	これからも責任をもってサポートします 痛みやお気持ちのつらさがあれば，専門家に相談しながらサポートします 治療方法に関してご家族のご希望があればご相談に応じます
予後を含めて情報提供する際には，家族が心の準備ができていることと，患者ごとの不確実性を十分に配慮したうえで行う	……についての情報をお聞きになりたいですか？ 予後はあくまでも統計学上の数字で，実際には個人差があります
家族の感情を探索し，精神的支援を提供する	大丈夫ですか？ お困りのことがあればご家族のご相談に応じます
家族が質問しやすいような雰囲気をつくる	理解しにくい内容はありませんか？ ご家族から何かご質問はありますか？

国のがん患者の遺族調査によって検討され，以下のように5つの対策にまとめられている．①「患者にできることはもう何もありません」と言わずに，最善を尽くすことを保証する，②予後を含めて情報提供する際には，家族が心の準備ができていることと，患者ごとの不確実性を十分に配慮したうえで行う，③家族の感情を探索し，精神的支援を提供する，④さらなる治療法についての知識を得る，⑤家族が質問しやすいような雰囲気をつくる[6]．以上を参考に，積極的抗がん治療の中止を伝える際に，家族にかける言葉の具体例をあげる（表11-1）．

2）悪い知らせを伝えた後の家族への対応

　悪い知らせを伝えるときだけではなく，悪い知らせを伝えた後の家族への配慮も必要である．その際に，医療者は家族を介護者として患者支援の協力者とみなしがちだが，実際には家族にはふたつの側面があるといわれている．ひとつは患者にケア（情緒的支援，経済的支援，意思決定の責任の共有，など）を提供する側面であり，もうひとつは第2の患者として精神的ケアを

必要とする側面である。ほとんどの家族は適応的に介護者としての役割をこなしている。しかしその一方で，介護生活で家族自身にもストレスがかかり，精神的ケアを必要とする側面があることも心に留めたうえで，家族に接することが必要である。

①ケアを提供する役割としての家族への対応

　家族が患者に提供するケアとして大切なのは，精神的ケアであり，患者の感情を理解して共有することは，家族にしかできない，かけがえのない役割のひとつである。そして家族が患者の感情の変化やその原因を理解し，患者の感情を共有しようとする姿勢は，患者に安心感をもたらす。また患者に十分な介護ができたという満足感は，死別後の遺族の精神的安定にも関連することから，医療者は家族が患者に十分な精神的ケアができるようにサポートする姿勢も必要である。その一方で，家族は患者の感情やその変化に戸惑いを感じ，どのように接したらよいのか不安になる。そのため，医療者は，ケ

表11-2　ケアを提供する役割としての家族への対応

家族への態度	家族への言葉かけ
介護の苦労をねぎらう	がんばっていらっしゃいますね
	患者さんは感謝していらっしゃいますよ
患者との接し方をアドバイスする	できるだけ普段どおりに接しましょう
	患者の言葉を繰り返して，理解していることを伝えましょう（心配だよね，つらいよね）
	「がんばってね」ではなく「がんばってるね」と声かけしましょう
	病気の話ができるきっかけをつくりましょう（さっきの先生の説明はどう思ったの？）
	今困っていることはないか，時々尋ねてみましょう
ストレスへの対処を促す	ストレスに気付いたら，休息をとりましょう
	趣味，入浴，適度な運動などでリラックスできる時間をもつよう心がけましょう
	家族が適度に休息をとってリフレッシュしたほうが患者さんにとってもプラスにつながりますよ
	身近な人で話を聞いてくれる人をさがしましょう
情報を提供する	在宅サービスなどのご相談は……でお受けしています

アを提供する役割としての家族に対して，以下に示すような患者への関わり方のアドバイスをすることも家族の援助になる。また，家族は自分自身のストレスに気付いていながら「私が休息を取ったら，日々がんと闘っている患者に申し訳ない」という気持ちがあり，ストレス対処の必要性を認識していないことが多い。家族が自分自身のストレスへの対処をきちんとすることが，結果的には患者ケアの充実にもつながることを伝えることは必要である。さらに家族には現実的なサポートが不足している場合も多く，在宅サービスなどの家族の負担感を軽減できる情報提供窓口を紹介することも重要である（表 11-2）。

②第2の患者としての家族への対応

医療者は，介護中の家族の状況や感情を理解したうえで，家族に対応することが大切である。がん患者の家族は，患者と同等の精神的苦痛を抱えているが[7]，患者をケアする役割に没頭して，自分自身の精神的ケアを怠りがちである。また患者の精神的支えになるために，自分のつらい気持ちを心の奥

表 11-3　第2の患者としての家族への対応

家族の状況	家族の感情	家族への言葉かけ
患者と家族との意見が一致しない	不満・孤立感	他のご家族ともよくご相談してみましょう
親戚や友人に家族ががんであることを告げられない		
これまでの日常生活に支障が出ている	負担感	身近な人で気持ちを打ち明けられる人をさがしましょう
意思決定の責任が家族に委ねられる		
患者の身体症状（痛み，倦怠感）に対して十分な援助ができない	無力感	患者さんのそばにいるだけでも十分ですよ
		看護師さんに家族が手伝える援助がないか聞いてみましょう
せん妄（身体症状による意識障害）による家族間のコミュニケーションの支障	不安・気分の落ち込み	患者さんのことで理解できないことやご心配なことはありますか？
		他のご家族ともよくご相談してみましょう
悪い知らせを家族だけが伝えられている		身近な人で気持ちを打ち明けられる人をさがしましょう
患者の不安や気分の落ち込みが激しい		心の専門家にも相談にのってもらいませんか？

底にしまい込んで,気丈に振舞うことが多い。医療者が家族に接する際には,「今,どんなお気持ちですか?」と感情に焦点を当てた質問より「夜は眠れますか?」という気軽な声かけから始めると家族も答えやすく,感情を聞くきっかけにもなる。そして家族がつらさを訴えたときには,そのような感情は誰しもにみられる反応であり,決して人間的な弱さがそうさせているのではないことを伝えることも大切である。また,がん患者の家族は,がんに関連したさまざまな状況で多くのストレスを感じている。時にストレスが高まると苦痛に感じられる感情が強まることから,表11-3に示すような家族への対応も必要である。さらに,気分の落ち込みなどの症状が2週間以上持続し,生活に支障をきたしている場合には,薬の服用が有効な場合があるので,精神的ケアの専門家との連携も念頭において家族に接することが重要である。

〔浅井真理子〕

【文献】

1. Ministry of Health and Welfare : Reports on the socioeconomic survey of vital statistics. The medical treatment for the terminal ill patients Japan. 1994
2. Saeki T, Mantani T, Yamawaki S, et al : The role of Japanese families in cancer care, 2nd ed. *in* Baider L, et al, eds : Cancer and the Family, 111-117, WILEY, 2000
3. Okamura H, Uchitomi Y, Sasako M, et al : Guidelines for telling the truth to cancer patients. Jpn J Clin Oncol 1998 ; 28 : 1-4
4. Horikawa N, Yamazaki T, Sagawa M, et al : The disclosure of information to cancer patients and its relationship to their mental state in a consultation-liaison psychiatry setting in Japan. Gen Hosp Psychiatry 1999 ; 21 : 368-373
5. Fujimori M, Akechi T, Morita T, et al : Preferences of cancer patients regarding the disclosure of bad news. Psychooncology 2007 ; 16 : 573-581
6. Morita T, Akechi T, Ikenaga M, et al : Communication about the ending of anticancer treatment and transition to palliative care. Ann Oncol 2004 ; 15 : 1551-1557
7. Kissane DW, Bloch S, Burns WI, et al : Psychological morbidity in the families of patients with cancer. Psychooncology 1994 ; 3 : 47-56

第12章
医師・看護師の連携と看護師が伝える悪い知らせ

　悪い知らせ（bad news）とは「患者の将来に対する見通しを根本から否定的に変えてしまう知らせ」と定義されている[1]。がん医療においては，がんの診断，治療の不成功，再発，積極的抗がん治療の中止などがあげられる。悪い知らせを伝える主たる役割は医師が担っているが，看護師は，がんの全経過を通して患者・家族に悪い知らせが伝えられる多くの場面に遭遇し，重要な役割を果たすことも少なくない。本章では，悪い知らせを伝える場面における看護師の役割を中心に述べる。

1. 悪い知らせが伝えられる際の看護師の役割

　悪い知らせが伝えられる際の看護師の役割として，以下のことがいわれている[2]。

1）患者や家族の情報ニーズや気がかりを把握し，医師や他の医療スタッフに伝える「代弁者」としての役割

　看護師は，ケアを通じて医師より患者と過ごす時間が長いことや，心配や恐れ，情報に関するニーズを打ち明けられやすい立場であることから，患者をより理解できる場合も多い。このため，患者や家族の心配ごとや情報へのニーズを医療チームに伝えるという点で，貴重な役割をとることがある。悪い知らせを伝える面接前に，患者・家族の希望を把握した場合は，それを医師に伝えることでより患者・家族の意向にそった伝えられ方が可能となる。

2）患者や家族に対し「情緒的サポート」を提供する役割

　医師から悪い知らせを伝えられた後の患者や家族は，医師に対してはなか

なか感情を表現しないこともある．このような場合，面接後に看護師が，患者の気持ちに焦点を当てた質問を投げかけたり，患者のつらい気持ちに寄り添うことで，患者や家族に対し情緒的なサポートを提供することができる．

3）患者や家族に対する「情報提供者」としての役割

医師からの説明の理解が不十分であったり，新しい情報を聞いて混乱している場合，患者・家族から追加の質問を受け，治療や病状の理解を促したり，その時点の問題点を明確にするなど，情報の整理や不足している情報を補足するなどの役割をとることができる．

4）医師への「サポート」を提供する役割

医師が悪い知らせを伝えることを困難に感じているような場合は，機会をみて医師の不安を和らげるような声かけをしたり，患者に断ったうえで医師の面接に同席し，患者－医師の関係がより円滑にいくようにサポートする．また，医師が，悪い知らせを伝えたことで罪悪感を抱いたり落胆している場合は，共に振り返りをすることで医師の精神的負担の軽減に努めることができる．

2．悪い知らせを伝えられる場面における看護師の役割の実際

1）悪い知らせを伝えられる前

悪い知らせを伝えられる前に，患者や家族は病状をどう理解しているのか，またどのような気持ちでいるのか，何を心配に思っているのか，どのように伝えられたいのか，など病状の認識とこれから伝えられる悪い知らせのズレや患者家族固有の意向を明らかにする．

> 「○○先生からお話があると思いますが，その前に少しお話を伺ってもよろしいですか？」
> 「今の状況について，○○先生からはどのように話を聞いておられますか？」
> 「今の状況についてどのように感じていますか？」
> 「病気についてどのようなことを心配されていますか？」

「これまでご自分の病気をどのようにお考えでしたか？」
「今後の病状について，どの程度までお知りになりたいと思っていらっしゃいますか？」
「病気以外のことで，何か心配なことはないでしょうか？」
「将来に対して希望されていることにはどんなことがあるでしょうか？」
「今後のことで一番大切だと思われていることはどういったことですか？」

2）悪い知らせを伝えられる面接場面

可能であれば，悪い知らせを伝えられる面接に同席し，継続してサポートを行っていきたいことを明確に伝える。患者・家族の同意が得られた場合は，面接に同席し，以下の点に留意しながら，サポートを提供する。

- プライバシーが保れる場所を準備する。
- 面接の場に立ち会う場合は，面接に支障をきたさず，かつ医師と患者の中間に位置するとよい。
- 患者や家族に対し顔が見える場所に位置し，必要時，うなずいたりアイコンタクトを行うなど，緊迫した場を和らげるように心がける。
- 面接中は，患者・家族の理解は十分か，疑問点は聞けているかについて，表情や姿勢などから観察を行う。
- 患者や家族と事前に話をした場合，もしくは患者・家族と看護師の間で信頼関係ができている場合で，患者や家族の意向が医師に伝わっていないと判断したときは，必要時，患者および家族の意向を医師に代弁する（例：「面接前に，お子さんの入学式に出席したいので治療の副作用が心配とおっしゃってましたね。その点について聞いてみましょうか？」）。

3）悪い知らせが伝えられた後

悪い知らせが伝えられた後は，意識して次のようなサポートを行う。

①情緒的サポート

悪い知らせが伝えられた後は，患者や家族のショックを受けている気持ちに寄り添い，受け止めるように心がける。このような場合の対応として共感が有効とされているが，何も言わずにただ傍に寄り添うことが何よりのサポートになることもある。

【共感を示す言葉かけ】
　「○○先生からのお話は，ショックでしたね」
　「つらかったですね」
　「何で私が……という気持ちなんでしょうね」
　「これからのことが心配なんですね」
　「そのように思われたのは当然だと思います」
　「どなたでも同じように感じると思います」
　「これからも，しっかりとサポートしていきます」
　「○○さんのお力になりたいと思っています」
　「どうしていくことが○○さんにとって一番よいか，一緒に考えていきましょう」
　「これまで本当によくがんばってこられたんですね」
【患者の気持ちを理解するための言葉かけ】
　「今のお気持ちをもう少し詳しく教えていただけませんか？」
　「○○先生からの話はショックだったと思います。……○○さんに対して私たちができる限りのサポートを行っていきたいと考えていますので，よろしかったら今一番気になっていることについて教えていただけますか？」
②理解度や認識の確認
　「先生からの説明はどうでしたか？　はやくなかったですか？」
　「追加の質問はありませんか？」
　「いろいろな話があったので，もう一度私と今日の医師からの話について振り返ってみましょうか？」
③情報の補足や追加
　理解度や認識を確認していくなかで，情報の補足や追加が必要と判断した場合は，看護師から情報提供をしたり，再度医師から説明をしてもらえるように調整を行う。

3．医師との連携

　医師と看護師が連携をとることは，患者中心のチーム医療において大前提とされている。
　悪い知らせを実際に伝えるのは医師の役割であるが，その前後を通じて継

続したサポートを看護師が行うことで，チームとしてより厚みのある医療を提供することにつながる。生活に関する調整などは医師よりも看護師のほうが現実的に行えるため，積極的に関わる必要がある。また，職種間で患者の今後の方針について異なった見解が生じた場合には，看護師から主体的に話し合いの場を計画し，患者や家族にとって何が最善なのかを医療チーム全体で検討することも大切である。

4．悪い知らせが伝えられた際の患者・家族の心理的反応とその対処

　悪い知らせが伝えられた際にもたらされる心理的反応として，混乱，絶望感，不安，抑うつ，怒りなどがあげられる。これらの心理的反応に対しては，傾聴，感情表出の促進，受容，保証，共感などの支持的アプローチで対応する。看護師は，悪い知らせが伝えられる前に，患者や家族にどのように寄り添うか，患者が取り乱したらどう対処するかなどについて可能な範囲でシミュレーションし準備を整えることが必要である。悪い知らせが伝えられた後には，冷静に患者に寄り添うよう心がけ，患者・家族の感情に焦点を当てた言葉かけが大切である。また，苦痛を伴う心理状態が遷延する場合は，適切な薬物を使用したり，精神保健の専門家に紹介することを考慮する。

1）怒り

　悪い知らせの反応として，患者や家族が怒りや敵対心のような感情を表出する場合があり，看護師にとっては対処が困難な感情のひとつである。怒りの感情はしばしば看護師に向けられるが，防衛的，感情的にならず，怒りに挑発されずに冷静に対処することが大切である。他の医療者に向けられている場合にも，同様に冷静に対処することが重要である。怒りは，強い不快感，恐れ，不安，不公平感，無力感，絶望感によって引き起こされた感情である。何が患者の怒りの原因になっているかを突き止め，怒りの背景に共感することが，効果的な対処である。

2）否認

　否認とは，患者の悪い知らせを信じたくないという拒否反応であり，あた

かも病気が存在しないかのような言動や，病状や今後の治療について非現実的に楽観視するような言動として現れることがある。このような反応の背景には，高度な心理的苦痛が存在しており，その苦痛から自己を守るための心理的防衛機制が働いていると理解する必要がある。基本的にはこのような反応を可能な限り尊重し，患者や家族が悪い知らせに向き合う準備が整うまで，現実を否定する言動を認める。しかし，決して真実を否定するような誤った情報を提供してはならない。また，これらの防衛機制が患者の治療に不利に働く場合や心理的苦痛の軽減に有用でない場合は，精神保健の専門家による治療的介入が必要である。

5．看護師が伝える悪い知らせ

　患者−医療者間のコミュニケーションは，医療者からの一方的なものでなく，患者が何を知りたがっているのか，どのように伝えてほしいのか，伝えた後にどのように援助してほしいのか，といった患者の意向中心，すなわち，患者の意向を把握し意向にそったコミュニケーションを心がけることが重要と考えられている。看護師は「がんの告知」，「再発」，「積極的抗がん治療中止」といったがんそのものや治療に関する悪い知らせを伝えることはないが，療養生活に関する悪い知らせを伝えることはしばしばある（例：ポータブルトイレや歩行器の使用を勧めるなど）。そこで，がん医療における効果的なコミュニケーション・スキルのSHAREプロトコールを基に，看護師が伝える悪い知らせについて事例を基に述べる。SHAREプロトコールを使用していない場合とのコミュニケーションの違いに注目してほしい。

> 基本的コミュニケーションスキル
> Supportive enviroment（支持的な場の設定）
> How to deliver the bad news（悪い知らせの伝え方）
> Additional information（付加的な情報）
> Reassurance and Emotional support（安心感と情緒的サポート）

表12-1 悪い知らせを伝えられる場面での看護師による言葉かけ（例）

伝えられる前	先生からのお話の前に，少しお話を伺ってもよろしいですか？	
	今の状況について，先生からはどのように聞いていますか？	
	今の状況について，どのように感じていらっしゃいますか？	
	病気について，どのようなことを心配されていますか？	
	これまでのご自分の病気をどのようにお考えですか？	
	今後の病状について，どの程度までお知りになりたいと考えていらっしゃいますか？	
	病気以外のことで，何か心配なことはありますか？	
	将来に対して希望されることは，どんなことですか？	
	今後のことで一番大切だと思われていることには，どういったことがありますか？	
伝えられた後	共感を示す	……（沈黙）
		先生からのお話はショックでしたね
		つらかったですね
		何で私が……といったお気持ちなんでしょうね
		そのように思われたのは当然だと思います
		どなたでも同じように感じると思います
		これからのことが心配なんですね
		これからも，しっかりとサポートしていきます
		○○さんのお力になりたいと思っています
		どうしていくことが○○さんにとって一番よいか，一緒に考えていきましょう
		これまで本当によくがんばってこられたんですね
	気持ちを理解する	今の気持ちをもう少し詳しく教えていただけませんか？
		○○さんに対してできる限りのサポートを行っていきたいと考えていますので，よかったら今一番気になっていることについて教えていただけませんか？

6. ケース：ベッド上安静を伝える

〔これまでの経過〕 50歳代，女性，肺がん，IV期，多発骨転移（第6・7胸椎，第3・4腰椎）

肺がんと診断され，半年前に化学療法を受けた。今回は，腰痛・下肢の痛み・しびれがあり入院となる。多発骨転移を認めたため，疼痛緩和目的のため放射線治療を施行し終了している。現在，疼痛は改善されたが，いつ骨折をしてもおかしくない状態である。医師よりベッド上安静の必要性が伝えられているにもかかわらず，疼痛が緩和したことで安静が守られない状況である。歩行による骨折の危険性があるため，理解度の確認と，再度ベッド上安静の必要性を伝える。

1）SHAREプロトコールを実践していない例

Ns：○○さん，身の回りのことなんですけど，歩くと骨折する危険があるからベッド上で安静にしていただきたいのですが……［H：患者の認識確認がされないまま，悪い知らせが伝えられている］。

Pt：ベッド上で安静にって，歩けないってことですか？ 急にそんなこと言われても……。

Ns：歩いて骨折したら大変ですからね。でもずっと寝ていなくてはいけないことはないですよ。ベッド上であれば座ったりもできますし。必要なことはこちらでもお手伝いさせていただきますからね［RE：感情への配慮が足りない］。

Pt：そうですか……わかりました。

Ns：何か質問があったら声をかけてくださいね。じゃ，失礼します。

2）SHAREプロトコールの実践例

Ns：○○さん（Ptのほうを向き相手の目を見ながら）［基本：姿勢に配慮する］，お話したいことがあるのですが，今よろしいですか？［S：信頼関係の構築］

Pt：どうぞ。

Ns：失礼します（椅子に座り，目線を合わせる）［基本：姿勢に配慮する］。○○さん，このお部屋にすっかり慣れたみたいですね。［RE：気持ちを和らげる言葉をかける］最近調子はいかがですか？

Pt：足がしびれていて歩くときにちょっと不便ですね。つかまりながら歩いているんですけど，それがちょっと心配ですかね。

Ns：そうですか，それは心配ですよね［RE：共感を示す］。今，心配され

ていることも含めて，今日は入院生活のことについて相談させていただきたいのですが，よろしいですか？［H：準備を確認する］

Pt：はい，いいですよ。

Ns：○○さんは，今は身の回りのことはどうされてますか？［H：現在の状況に対する患者の認識度を確認する］

Pt：ほとんど自分でしています。洗面台やトイレに何とかひとりで歩いていますから。でも，骨に病気がありますので気をつけています。

Ns：そうですね。××先生がお話されているように，骨の病気はやっかいで，○○さんの生活にいろいろ影響しますよね。
その点について今日は，残念なお話をしなければならないのですが［RE：心の準備ができるような言葉をかける］……，今の○○さんの状態で，これまでと同じように洗面やトイレに行くことで骨折の危険があります。ですので，今後はベッドの上で安静にしていただいたほうがよいと考えているんです［H：明確に伝える］。

Pt：ベッド上で安静にって……。歩いてはいけないってことですか？

Ns：そうなんです。ただ，ずっと寝ていなければならないわけではないですよ。ベッド上であれば座っていただいて結構ですし，もちろん，身の回りのことで必要なことはお手伝いさせていただきます［A：情報を追加する］。

Pt：転ばなきゃ大丈夫じゃないんですか？　気をつけて歩いているんですけど……。

Ns：そうですね。気をつけて歩いていらっしゃいましたもんね［RE：共感を示す］。
今の状況について先生からはどのように聞いておられますか？［H：現在の状況に対する患者の認識度を確認する］

Pt：今回入院するときに骨に転移していると言われました。腰の痛みも，脚のしびれもそのために出ているだろうと聞いています。骨折の危険があるとは聞いていましたけど……転んだりしなければ大丈夫なんだと思っていたので，気をつけて歩いていたんですけど。

Ns：（うなずく）……（沈黙）そうですか。……（沈黙）もちろん，転ぶと，一番骨折の可能性が高いんですが，今の状態だと歩いたり，立ったりすることでも骨折する危険があります。もし骨折してしまった

ら座ることも難しくなってしまうので，安静をお勧めしているんです［H：明確に伝える］。
Pt：骨折したら寝たきりってことですか……そんなに危険があるとは思っていなかったので，そうなったらショックだわ。
Ns：（ゆっくり大きくうなずく）［RE：共感を示す］
Pt：だけど，ベッドの上で安静というのも……トイレや身の回りのことを自分でできないなんて（……沈黙……）つらいわね。
Ns：（……沈黙……）［RE：沈黙の共有］，つらいですよね［RE：共感を示す］。
Pt：これからは，今までみたいに歩いてはいけないってことね。
Ns：歩けないという不自由さや，トイレや身の回りのことを人に頼まなければいけないということはとても苦痛だと思いますが［RE：共感を示す］，私たちも精一杯お手伝いさせていただきますので［RE：気持ちを支える言葉をかける］，遠慮なくおっしゃってください。
Pt：よろしくお願いします。

7．まとめ

　がん医療に従事する看護師は，専門家としてコミュニケーション・スキルを高めていくことが望まれる。悪い知らせを伝える際に，どの程度の情報を望んでいるのか，受けた情報をどのように解釈するのか，そして悪い知らせによってどのように反応するのかは個々の患者・家族によって異なる。患者・家族の意向に副った情報と適切な心理的サポートが提供できるよう，医療チーム全体で取り組んでいくことが求められる。

〔梅澤志乃〕

【文献】
1. Buckman R：Breaking bad news；why is it still so difficult? Br Med J 1984；288：1597-1599
2. Radziewics R, Baile WF：Communication skills；breaking bad news in the clinical setting. Oncology Nursing Forum 2002；28：951-953

第13章
コミュニケーションの学習法

　医療現場では，コミュニケーションは人間性によるもので学べるものではないと長らく考えられてきた。そのため，コミュニケーションを学習する機会が与えられてこなかった。しかしながら，患者-医師間のコミュニケーションに関する基礎的研究，介入研究による報告が少しずつ蓄積されるに伴い，コミュニケーション・スキルは医療者に必須で，学習・変容が可能なスキルであることが認識されてきた。患者-医療者間のコミュニケーションを学習する方法として，医療者を対象としたコミュニケーション・スキル・トレーニング（communication skills training；CST）が行われている。

1. がん医療における CST

　これまで報告されている，がん医療に携わる医師を対象とした悪い知らせを伝える際のコミュニケーションを扱った代表的な CST プログラムを紹介する（表13-1）。

1）英国におけるがん専門医を対象としたプログラム
　Fallowfield ら[1~5]は英国において，がん専門医を対象とした3日間のプログラムを実施している。プログラムはロール・プレイを取り入れ，コミュニケーション・スキルを体験して学習する。参加者は，患者-医師間の関係やコミュニケーションを学ぶためのテキストを受け取り，3～5人の小グループに分かれて，インストラクター進行のもと，患者役の俳優を相手にロール・プレイを行う。ロール・プレイは録画され，ロール・プレイ後に，グループ内で見直し，課題をあげてディスカッションを通じて回答を見出す。扱われる対象は肺がん，乳がん，頸部がん，骨肉腫，ホジキン病，多発性骨髄腫

表 13-1　代表的ながん医療におけるコミュニケーション・スキル・トレーニング・プログラム

研究者	対象	期間	構造	内容
Fallowfield, et al	がん専門医	3日間	ロール・プレイ ディスカッション	悪い知らせを伝えること 治療選択についての話し合い インフォームド・コンセント 家族との話し合い 心理的問題
Baile, et al	がん専門医	半日×2回	講義 ロール・プレイ フィードバック	悪い知らせを伝えること 対応が難しい患者とのコミュニケーション
Back, et al	がん専門病院フェロー	4日間	講義 ロール・プレイ フィードバック	悪い知らせを伝えること 積極的抗がん治療中止を話し合うこと
Razavi, et al	がん専門看護師	105時間 （1ヵ月に5日間を3ヵ月）	講義 ロール・プレイ ディスカッション	基本的コミュニケーション 心理的問題 患者の不確かさ，ストレスへの対処法 患者の心理的問題の同定 死や安楽死についての話し合い
Fujimori, et al	がん医療に携わる医師	2日間	講義 ロール・プレイ フィードバック	悪い知らせを伝えること 難治がんを伝える 再発・転移を伝える 積極的抗がん治療の中止を話し合う

の患者，家族である。また，扱われる内容は，初発や再発のがんの診断を伝えるといった悪い知らせを伝えること，治療選択についての話し合い，インフォームド・コンセント，患者の家族との話し合い，患者の心理的問題である。

2）米国におけるがん専門医を対象としたプログラム

一方，Baileら[6]は米国において，がん専門医を対象とした半日間×2回のプログラムを実施している。その行程は講義とグループワークで構成されている。扱われる内容は，悪い知らせを伝える際のコミュニケーションである。ワークショップはテキストを用いた講義から始まり，その後，参加者は

4〜5人の小グループに分かれて，ファシリテーター進行のもと，ひとりが医師役，もうひとりが患者役となりロール・プレイを行い，ロール・プレイ後ディスカッションが行われる。2回目のワークショップは最初のワークショップの6週間後に行われ，コミュニケーションが難しい患者（例えば，病状に見合わない非現実的な期待をもっている患者，病状が改善しないことに対して怒りを感じている患者）との面接に焦点を当て，ロール・プレイを行う。

　その後，このプログラムを基に，がん専門施設のフェローを対象とした4日間のプログラムを開発している[7]。講義とロール・プレイ，ロール・プレイ後のディスカッションを中心としたグループ・ワークという枠組みは同様である。主な変更点は，4日間と期間が延長したことと，参加者はあくまで医師役に徹し，患者役はSP（simulated patients）とよばれる模擬患者が行うという点である。一度に20名の参加者を募り，グループワークでは参加者5名とファシリテーター1名で1グループとなり，4グループに分かれてSP相手にロール・プレイを行う。扱われる内容は乳がん，前立腺がん，肺がん，白血病，皮膚がんの患者に対して悪い知らせ（例：再発）を伝えることと，積極的抗がん治療の中止を話し合うことである。

3）看護師を対象としたプログラム

　看護師を対象としたプログラムもひとつ紹介する。Razaviらはベルギーでがん専門看護師を対象としたプログラムを報告している[8,9]。30時間の講義と75時間のロール・プレイで構成されていて3カ月間かけて行われる。参加者10名にファシリテーターが1名つき，がん医療における基本的コミュニケーション，心理的側面，患者の不確かさや苦痛への対処法，心理的反応の発見，死や安楽死について話し合うことなどを扱う。

　以上，代表的なCSTプログラムを概観した。まとめると，CSTプログラムは，いずれも学習者（参加者）中心型プログラムで，以下に示すような要素で構成されているといえる。
①講義：患者-医師関係を理解し，コミュニケーションの理論を学習するために教材を得て，講義を受ける。
②モデリング：ビデオや模範演技を用いて，効果的なコミュニケーションの

デモンストレーションを観察学習する。
③ロール・プレイ：学習した望ましいコミュニケーションの知識を行動として獲得するために，参加者は小グループに分かれ，批判にさらされることなく安全な環境下で，医師の役割を演じることによって，成功体験を得る。
④フィードバック：行動変容を強化するための強化子として，観察者やインストラクターからロール・プレイに対するコメントを得る。
⑤ディスカッション：一般化を促すために，小グループ内で話し合い，さまざまな状況を想定して，どのようなコミュニケーションが適切か，さまざまな見解を比べ，意見を調整する。

また，CSTは数日間にわたって行われ，扱われるコミュニケーションの内容としては，悪い知らせを伝えること，治療選択について話し合うこと，患者の心理的問題について話し合うことなどが取り上げられている。

2. がん医療におけるCSTの有効性

CSTの有効性を検討した報告を概観すると，がん医療に携わる医師を対象としたCSTの有効性は，主に以下の3つの側面から評価されている（表13-2）。
①行動評定：模擬患者あるいは実際の患者との面接を録画，または録音し，第三者がコミュニケーション行動を評価
②患者による評価：患者が医師とのコミュニケーションに対する満足感，ケアへの満足感を（自己記入式質問紙を用いて）評価
③医師の主観的評価：医師がコミュニケーションに対する態度，自己効力感（自信），CSTプログラムに対する有効性を（自己記入式質問紙を用いて）評価

1）CSTの有効性を検証した研究

無作為化比較試験（randomized control trial；RCT）のデザインで，かつ上記3側面の評価を行いCSTの有効性を検討した研究を紹介する。
Fallowfieldら[1~5]は，英国のがん専門医160名を対象に，書面によるフィードバック+CST群，CST群，書面によるフィードバック群，コントロール群の4群に無作為に割り付けた。フィードバックを行う2つの群に対して

表13-2 がん医療におけるコミュニケーション・スキル・トレーニング研究

研究者	年	デザイン	対象	評価項目	評価時期	結果
Fallowfield, et al Jenkins, et al Shilling, et al	2002 2003 2002 2003	RCT	がん専門医160名	患者との面接の会話分析 参加者の悪い知らせを患者に伝える コミュニケーションに対する自己効力感 患者の評価による面接への満足感	CST前, 3ヵ月後, 1年後	3ヵ月後にコミュニケーション・スキルが向上した 1年後も獲得したコミュニケーション・スキルは維持された 3ヵ月後に自己効力感が向上した 1年後も獲得した自己効力感は維持された 3ヵ月後に患者の満足感は変化しなかった
Razavi, et al Delvaux, et al	2002 2004 2004	RCT	がん専門看護師115名	模擬患者との面接の会話分析 患者との面接の会話分析 参加者の仕事に関連したストレス 参加者の仕事への態度 参加者の面接の満足感 患者評価による面接への満足感	CST前後, 3ヵ月後	CST後にコミュニケーション・スキル（とくに共感）が向上した 3ヵ月後も獲得したコミュニケーション・スキルは維持された CST後に仕事に関連したストレスが低減し,仕事への態度が改善された 3ヵ月後もストレスと態度は維持された CST後に参加者の満足感はやや向上した CST後に患者の満足感は向上した 3ヵ月後も患者の満足感は維持された

RCT：randomized control trial
CST：communication skills training

は，介入前の実際の面接場面の分析結果を用いて，書面による包括的なフィードバックを行った。その後，CSTを行う2つの群に対して3日間のCSTを実施した。そして介入前と介入3ヵ月後の患者との面接場面の会話内容（例えば，オープン・クエスチョン，共感の表出）の分析，患者のケアへの満足感，介入対象者である医師の自己効力感を評価することによって，CSTの有効性を検討した。

その結果，CSTを行った群は行わなかった群と比して，よいコミュニケーションである，明確な質問の使用が34％，オープン・クエスチョンの使用が27％，共感の表出が69％，患者への適切な応答が38％増加しており，悪いコミュニケーションである誘導的な質問の使用は24％減少していた。さらに，CST群に割り付けられた80名を対象に，CST参加12〜15ヵ月後に再び，患者との面接場面を録画し，会話内容を分析した。その結果，CST参加3ヵ月後に効果が認められたコミュニケーション・スキルは，1年後にも効果が維持されていることが示された。さらに，3ヵ月後には変化が明確ではなかった，面談の中断の減少や情報の要約の増加が示された。また，獲得したコミュニケーション・スキルの出現率が増加しているにもかかわらず，面接時間に変化はなかったことから，CSTによって，忙しい臨床場面で面接時間を延長することなくコミュニケーションが改善することが示唆された。しかしながら，患者のケアへの満足感は変化しなかった。この理由としては，介入前から患者の満足度が高かったことから，天井効果が推測されている。さらに，患者の意向を踏まえたCSTプログラムを開発し，実施することによって，改善されるのではないかという指摘もある。

Razaviら[8,9]はベルギーのがん専門看護師115名を対象に，前述した105時間のCSTに参加する介入群と何もしない対照群に無作為に割り付けた。CST実施前後，3ヵ月後，6ヵ月後に患者との面談，模擬患者との模擬面談の様子を録音し，会話分析を行った。その結果，介入群は統制群と比して，CST前よりも3ヵ月後，6ヵ月後に有意に情緒的な発言が増加することが示された。同様に，介入群の看護師と面接した患者の情緒的な発言が増すことも示唆された。また，コミュニケーションに対する患者の満足感が向上した。さらに参加者の仕事に関連するストレスの軽減や仕事に対する態度の改善，患者とのコミュニケーションに対する満足感の向上が示唆された。このような結果から，本プログラムはがん専門看護師の患者とのコミュニケー

ション・スキル，とくに共感のスキルを向上させるのに役立つと考えられる。

3. わが国のがん医療における CST

CST に関する研究は，欧米を中心に行われている。しかしながら，がん医療において，患者に悪い知らせを伝えられる際の医師のコミュニケーション行動[10]や，患者のコミュニケーションに対する意向[11, 12]には文化的背景が影響する。がん医療における患者 – 医師間のコミュニケーションに関しても文化差があることが示唆されている。そこで，筆者らも，わが国におけるCSTの有効性について予備的な検討を行った[13]。

1999 年から 2001 年の 3 年間に厚生労働省主催の緩和医療講習会に参加した，医師 58 名を対象として，Baile らが報告したプログラムに基づき，1日，または 1.5 日間の CST プログラムを実施した。そして，介入前後，および 3 ヵ月後に参加者の患者とのコミュニケーションに対する自己効力感について自己記入式質問票を用いて評価した。その結果，介入前と比して，直後に自己効力感は向上し，3 ヵ月後にも維持した（表 13-3）。本研究の結果は，先行研究を支持する結果であり，わが国においても CST が有効である可能性が示唆された。

しかしながら，医師の仕事に対する燃え尽き感に関しては，情緒的消耗感が CST 前と比して 3 ヵ月後に高くなった（表 13-4）。このような結果が得られた理由のひとつとして，以下のように考えることができるかもしれない。わが国の医師が抱える患者数は非常に多く，面接時間を極限まで切り詰めており，さらに労働は過酷である。患者とより良いコミュニケーションを図るためには時間が必要となり，もともと切り詰めた少ない一人当たりの診療時間が増加したためと考えられる。また，CST 中に練習したスキルを実際の診療で用いるためにはさらなる練習が必要となる。実際の面談では必ずうまくできるとは限らず，失敗体験もあるかもしれない。コミュニケーションについて相談できる人が周囲にいないこともあるかもしれない。そのため情緒的消耗感が高くなってしまったことも考えられる。以上より，臨床ですべての患者に対して，すべてのスキルを取り入れようと考えるのではなく，悪い知らせを伝える際の面接で，スキルを取り入れることから心がけていただきたい。

表 13-3　CST 前後，および 3 ヵ月後の自己効力感の変化

	CST 前 平均 (S.D.)	CST 後 平均 (S.D.)	CST3 ヵ月後 平均 (S.D.)	F	p	多重比較
1. 患者にとって居心地のよい場を設定する	5.53 (1.98)	7.24 (1.67)	6.74 (1.85)	21.15	<.001	t1[a]<t2[b], t3[c]
2. 患者が悪い知らせを話し合える状態かどうかを知る	5.97 (1.95)	7.12 (1.34)	7.16 (1.45)	18.36	<.001	t1<t2, t3
3. 患者の言葉から患者を理解するヒントを得る	6.29 (1.81)	7.10 (1.44)	7.28 (1.40)	15.00	<.001	t1<t2, t3
4. 家族が同席することを勧める	7.29 (1.73)	8.16 (1.39)	8.00 (1.63)	9.47	<.001	t1<t2, t3
5. 患者の現在の病状認識を評価する	6.47 (1.75)	7.34 (1.29)	7.53 (1.19)	13.53	<.001	t1<t2, t3
6. 患者の怒りに気づく	6.90 (1.69)	7.22 (1.49)	7.66 (1.25)	7.15	.002	t1, t2<t3
7. 話し合いに家族を参加させる	7.33 (1.61)	8.03 (1.28)	8.09 (1.47)	8.54	.001	t1<t2, t3
8. 患者の言葉以外から患者を理解するためのヒントを得る	6.05 (1.88)	7.05 (1.54)	7.14 (1.55)	17.42	<.001	t1<t2, t3
9. 患者がどのくらい知りたがっているかについて知る	5.76 (1.99)	7.12 (1.37)	7.16 (1.51)	24.52	<.001	t1<t2, t3
10. 患者の不安に気づく	5.93 (1.97)	6.91 (1.73)	7.25 (1.47)	22.30	<.001	t1<t2, t3
11. 事前に話し合う内容を準備する	6.34 (2.00)	7.52 (1.41)	7.40 (1.65)	13.15	<.001	t1<t2, t3
12. 患者の悲しみに気づく	5.93 (1.82)	7.07 (1.45)	7.19 (1.52)	24.77	<.001	t1<t2, t3
13. 患者のがんについての理解度を確かめる	5.93 (1.66)	7.34 (1.41)	7.45 (1.14)	31.26	<.001	t1<t2, t3
14. 患者が情報を正しく受け止めたかをチェックする	5.40 (1.71)	7.16 (1.31)	7.16 (1.36)	60.28	<.001	t1<t2, t3
15. 情報を少しずつ与える	6.03 (1.78)	7.48 (1.31)	7.17 (1.51)	22.37	<.001	t1<t2, t3
16. 専門用語を使わないようにする	7.24 (1.91)	7.98 (1.41)	8.03 (1.27)	11.18	<.001	t1<t2, t3
17. 重要な部分を強調して明らかにする	7.26 (1.66)	7.93 (1.17)	8.02 (1.37)	9.10	<.001	t1<t2, t3
18. 患者の感情に共感した対応をする	6.36 (2.05)	7.40 (1.38)	7.74 (1.31)	18.56	<.001	t1<t2, t3
19. 情報の伝え方を前もって考える	6.57 (1.86)	7.55 (1.30)	7.62 (1.37)	12.73	<.001	t1<t2, t3
20. 患者の感情的な反応に対処する	5.93 (1.74)	6.62 (1.64)	7.12 (1.66)	13.88	<.001	t1<t2, t3
21. 患者の苦悩に対する自分の反応を意識しコントロールする	6.24 (1.87)	7.07 (1.57)	7.22 (1.59)	12.17	<.001	t1<t2, t3

a：t1＝CST 前　　b：t2＝CST 後　　c：t3＝CST 3 ヵ月後

表13-4 CST前と3ヵ月後の燃え尽き感の変化

Maslach Burnout Inventory	CST前 平均 (S.D)	CST3ヵ月後 平均 (S.D)	F	p
脱人格化	15.68 (11.84)	16.79 (13.01)	1.42	.24
個人的達成感	28.80 (9.69)	30.02 (10.07)	1.87	.18
情緒的消耗感	8.67 (4.54)	9.81 (4.74)	5.50	.02

　さらに，前述したプログラムを参考にして，悪い知らせが伝えられる際のコミュニケーションに対する患者の意向，SHAREに基づいたプログラムを開発した。扱われる悪い知らせは「難治がん」，「再発」，「積極的抗がん治療の中止」である。小グループで模擬患者を相手にロール・プレイを行い，ファシリテーター進行のもとディスカッションを行うプログラムである。現在，無作為化比較試験（RCT）を実施し，有効性の評価を行っている。

　いずれにしてもわが国においては，がん医療におけるCSTの有効性はほとんど検討されていないというのが現状である。CSTプログラムの構造や扱うコミュニケーションの内容の検討をはじめ，インストラクターの育成，SPの育成，RCTデザインを用いた検討，患者のアウトカムの評価など，今後，さらなる研究の蓄積が必要である。

4. まとめ

　がん医療における患者-医師間のコミュニケーションについて，その重要性，具体的内容，および有効性について過去の報告を概観した。その中で，がん医療における患者-医師間のコミュニケーションが患者の心理社会的ストレスと関連すること，医師の仕事上のストレスと関連すること，CSTががん医療に携わる医療者のコミュニケーション・スキルの獲得や，患者とのコミュニケーションに対する自己効力感に有効であることが推測された。がんと上手に取り組むためには，まず正確な情報を正しく理解することが重要であり，そのためには患者，医師各々がコミュニケーション・スキルを獲得

し，患者 - 医師間のコミュニケーションを向上させることが大切である。

〔藤森麻衣子〕

【文献】

1. Fallowfield L, Jenkins V, Ferewell V, et al : Efficacy of a Cancer Research UK communication skills training model for oncologists ; a randomised controlled trial. Lancet 2002 ; 359 : 650-656
2. Fallowfield L, Lipkin M, Hall A, et al : Teaching senior oncologists communication skills ; results from phase I of a comprehensive longitudinal program in the United Kingdom. J Clin Oncol 1998 ; 16 : 1961-1968
3. Fallowfield L, Jenkins V, Ferewell V, et al : Enduring impact of communication skills training ; results of a 12-month follow-up. Br J Cancer 2003 ; 89 : 1445-1449
4. Jenkins V, Fallowfield L : Can communication skills training alter physician's beliefs and behavior in clinics? J Clin Oncol 2002 ; 20 : 765-769
5. Shilling V, Jenkins V, Fallowfield V : Factors affecting patient and clinician satisfaction with the clinical consultation ; can communication skills training for clinicians improve satisfaction? Psychooncology 2003 ; 12 : 599-611
6. Baile WF, Buckman R, Lenzi R, et al : SPIKES-A six-step protocol for delivering bad news ; application to the patient with cancer. Oncologist 2000 ; 5 : 302-311
7. Back AL, Amold Rm, Baile WF, et al : Efficacy of communication skills training for giving bad news and discussing transitions to palliative care. Arch Intern Med 2007 ; 167 : 453-460
8. Razavi D, Delvaux N, Marchal S, et al : Does training increase the use of more emotionally laden words by nurses when talking with cancer patients? A randomized study. Br J Cancer 2002 ; 87 : 1-7
9. Delvaux N, Razavi D, Maychal S, et al : Effects of a 105 hours psychological training program on attitudes, communication skills and occupational stress in oncology ; a randomised study. Br J Cancer. 2004 ; 90 : 106-114
10. Baile W, Lenzi R, Parker PA, et al : Oncologist's attitudes toward and practices in giving bad news ; an exploratory study. J Clin Oncol 2002 ; 20 : 2189-2196
11. Fujimori M, Parker PA, Akechi T, et al : Japanese cancer patient's communication style preferences when receiving bad news. Psychooncology 2007 ; 16 : 617-625
12. Fujimori M, Akechi T, Akizuki N, et al : Good communication with patients receiving bad news about cancer in Japan. Psychooncology 2005 ; 14 : 1043-1051
13. Fujimori M, Oba A, Koike M, et al : Communication skills training for Japanese oncologists on how to break bad news -A preliminary report. J Cancer Educ 2003 ; 18 : 194-201

資料

厚生労働省第3次対がん10ヵ年戦略事業
「各種患者支援プログラムの開発」に関する研究班
平成18年度報告書

　悪い知らせを伝えられる際のコミュニケーションに関する患者の希望を調査した際の基本統計量を示す。

悪い知らせを伝える面談時の医師のコミュニケーション行動に対する患者の意向

	mean	SD	望まない		どちらでもよい		望む	
			度数	%	度数	%	度数	%
あなたの質問にも答える	4.49	0.52	0	0	4	0.8	525	99.2
わかりやすく伝える	4.43	0.54	0	0	11	2.1	518	98.0
今後の治療方針も伝える	4.53	0.58	3	0.6	11	2.1	515	97.3
病気の状態についても説明をする	4.40	0.56	3	0.6	11	2.1	515	97.3
主治医として最後まで責任を持って診療にあたることを伝える	4.51	0.59	4	0.8	14	2.6	511	96.6
正直に伝える	4.35	0.58	4	0.8	14	2.6	511	96.6
最新の治療についても伝える	4.49	0.63	6	1.2	16	3.0	407	95.8
要点を明らかに伝える	4.28	0.62	10	1.9	13	2.5	506	95.7
症状についても説明をする	4.27	0.59	7	1.3	17	3.2	505	95.5
病気の進行度についても説明をする	4.31	0.61	9	1.7	15	2.8	505	95.4
医師の勧める治療法を私に伝える	4.33	0.61	6	1.1	20	3.8	503	95.1
納得できるまで説明をする	4.34	0.63	6	1.1	28	5.3	495	93.6
利用できる治療法をすべて伝える	4.42	0.69	11	2.1	25	4.7	493	93.2
治療の危険性や副作用についても説明をする	4.33	0.75	23	4.4	13	2.5	493	93.2
希望をもてることも伝える	4.35	0.64	3	0.6	37	7.0	489	92.4
治る見込みも伝える	4.28	0.65	6	1.1	36	6.8	487	92.1
実際の写真や検査データを用いて，悪い知らせを伝える	4.30	0.70	15	2.8	27	5.1	487	92.0
理解度を確認しながら，悪い知らせを伝える	4.24	0.74	17	3.2	26	4.9	486	91.9
具体的に話す	4.17	0.72	22	4.2	25	4.7	482	91.1
詳しく伝える	4.22	0.79	26	4.9	37	7.0	466	88.1
希望をもてるように伝える	4.17	0.74	12	2.2	54	10.2	463	87.5
十分な時間をとる	4.23	0.74	12	2.3	57	10.8	460	87.0
優しさをもって，悪い知らせを伝える	4.16	0.76	15	2.9	60	11.3	454	85.8
これからの日常生活や仕事についても話し合う	4.11	0.71	13	2.5	67	12.7	449	84.9
説明に用いた紙をあなたに手渡す	4.10	0.79	25	4.8	56	10.6	448	84.7
患者と同じように家族にも配慮する	4.10	0.73	14	2.7	70	13.2	445	84.1
信頼している医師が，悪い知らせを伝える	4.14	0.77	15	2.9	70	13.2	444	84.0
思いやりをもって，悪い知らせを伝える	4.11	0.76	18	3.4	67	12.7	444	83.9
丁寧に伝える	4.09	0.75	18	3.4	72	13.6	439	83.0
気持ちに配慮しながら，悪い知らせを伝える	4.04	0.89	37	7.0	59	11.2	433	81.9
プライバシーが保たれる場所で伝える	4.09	0.78	13	2.4	87	16.4	429	81.1
用紙に書いて説明する	3.98	0.88	38	7.2	71	13.4	420	79.4
悪い知らせをすべて伝える	3.99	0.85	38	7.2	72	13.6	419	79.2
目や顔を見ながら伝える	3.94	0.84	31	5.8	83	15.7	415	78.4
利用できるサービスやサポートに関する情報を提供する	3.96	0.73	14	2.7	101	19.1	414	78.3
家族が一緒の場で伝える	4.02	0.82	24	4.6	92	17.4	413	78.0
質問や相談があるかどうか確認する	3.91	0.83	33	6.2	92	17.4	404	76.4

	mean	SD	望まない 度数	%	どちらでもよい 度数	%	望む 度数	%
あなたに励ます言葉をかける	3.96	0.82	24	4.5	103	19.5	402	76.0
「一緒にがんばりましょうね」と言葉をかける	3.96	0.78	16	3.1	114	21.6	399	75.4
感情を表に出しても受け止める	3.89	0.77	25	4.7	116	21.9	388	73.3
他のがん専門医にも相談できること（セカンド・オピニオン）について説明をする	3.93	0.85	24	4.6	123	23.3	382	72.2
「大丈夫ですよ」と言葉をかける	3.86	0.86	33	6.3	126	23.8	370	70.0
気持ちを和らげる言葉をかける	3.79	0.80	27	5.1	135	25.5	367	69.4
医師が治療法について決める	3.68	0.97	91	17.2	72	13.6	366	69.2
心の準備ができるような言葉をかける	3.78	0.79	29	5.5	135	25.5	365	69.0
専門的な医学情報も伝える	3.74	0.85	35	6.6	144	27.2	350	66.2
民間療法や代替療法についても相談にのる	3.66	0.94	58	10.9	129	24.4	342	64.7
電話が鳴らないようにする	3.62	0.92	43	8.1	188	35.5	298	56.3
患者がどのくらい状況を認識しているかについて質問する	3.44	0.84	68	12.8	192	36.3	269	50.9
やんわりとした言葉を用いて，悪い知らせを伝える	3.42	0.98	89	16.8	171	32.3	269	50.8
余命についても伝える	3.28	1.18	158	29.9	104	19.7	267	50.4
他の患者からよくある質問について説明をする	3.44	0.92	75	14.2	189	35.7	265	50.1
がんに関する情報の入手法（例えば，本やインターネット）についても説明をする	3.22	0.94	100	18.9	233	44.0	196	37.0
淡々と伝える	2.90	1.09	221	41.8	123	23.3	185	35.0
「がん」という言葉を繰り返し使わない	3.23	0.86	79	14.9	273	51.6	177	33.5
悪い知らせを少しずつ段階的に伝える	2.84	1.12	245	46.3	116	21.9	168	31.8
その知らせの内容が不確実な段階であっても，悪い知らせを伝える	2.60	1.06	309	58.4	78	14.7	142	26.8
断定的な口調で伝える	2.65	0.97	267	50.5	153	28.9	109	20.6
他の医療者（例えば，他の医師や看護師）を同席させる	2.79	0.90	171	32.3	265	50.1	93	17.5
医師のペースで伝える	2.20	1.02	362	68.4	91	17.2	76	14.3
悪い知らせを患者だけに伝える	2.33	0.97	336	63.5	124	23.4	69	13.1
専門用語を使う	2.13	0.81	386	72.9	82	15.4	61	11.5
初対面の医師が悪い知らせを伝える	2.18	0.97	350	66.2	127	24.0	52	9.8
悪い知らせのみを伝える	2.01	0.91	414	78.3	66	12.5	48	9.1
悪い知らせを患者より先に家族に伝える	2.15	0.91	369	69.7	120	22.7	40	7.5
手や肩に触れる	2.31	0.85	311	58.8	183	34.6	35	6.7
事務的に伝える	1.99	0.80	424	80.1	76	14.4	29	5.5
電話で伝える	1.68	0.73	480	90.7	35	6.6	14	2.7
あいまいに伝える	1.37	0.59	518	98.0	5	0.9	6	1.2
患者の質問にいらいらした様子で対応する	1.43	0.55	517	97.7	11	2.1	1	0.2

索引

additional information 14
CLASS 31
CST：communication skills training 125
　── の有効性 128
DNR 70
E：Emotion 28
empathy 28
exploration 28
good death 58
How to deliver the bad news 13
I：Invitation 26
K：Knowledge 27
P：Perception 25
PTSD 110
QOL：quality of life 35
　──，終末期の 58
reassurance and emotional support 16
Robert Buckman 23
S：Setting 25
S：Strategy/Summary 29
SHARE 11
SPIKES 23
　── と SHARE の関連 31
supportive environment 12

あ行

アイコンタクト 25
挨拶 12, 20
安心感と情緒的サポート 16

インフォームド・コンセントの法理 23
インフォームド・コンセントを前提としたがん医療 34

医学的情報 15
医学用語 27
医師・看護師の連携 115
医師との連携 118
医師のコミュニケーション・スタイル 5
医師への「サポート」 116
医療者と家族のコミュニケーション 108
医療者に向けられる怒り 92
意思確認 14
意識障害 83
意思決定代理人 72
意思決定能力 72
怒り 37, 91, 119
　── のきっかけ 91
　── への対応 92

うつ病 76
　── による症状 76

オープン・クエスチョン 21, 25
悪心・嘔吐 38
応答するスキル 45
欧米諸国のがん専門医 7
怒っている患者とのコミュニケーション 93
怒っている患者への対応のポイント 92
思いやり 28

か行

がん専門看護師を対象としたプログラム 127
「がん」という言葉 17
がんに罹患した年齢 35

139

がんの症状自覚　37
がんの診断　37
がんの精査　37
がん罹患後5年の自殺率　1
がん罹患後の抑うつ　1
価値観の押し付け　105
家族からの同意　89
家族に対するケア　68
家族に伝えられる悪い知らせ　109
家族の同席　20
家族への精神的ケア　80
家族への対応　108
　──, 第2の患者としての　113
家族への配慮　17
看護師が伝える悪い知らせ
　　　　　　　　　115, 120
看護師の役割　115
患者 - 医師間のコミュニケーション
　　　　　　　　　5, 44
患者が希望する情報　15
患者が希望する話題　15
患者が望むコミュニケーション　11
患者からの招待　26
患者の意向　6
患者の納得　13
患者の認識　13
患者の不安　5
患者の理解度　27
感情への対応　28
緩和ケア医　17
緩和治療　56
環境設定　44

希死念慮　77, 78
　──の背景　103
聴くスキル　18, 96
共感　16, 97, 117
　──のスキル　45, 130
共感的な態度　19
恐怖　96
興味・喜びの減退　78

苦痛緩和　66

警告　28
健康な否認　38
幻覚　83
言語的コミュニケーション　2

コミュニケーション　2
　──, 患者 - 医師間の　5
　──, 効果的な　5
　──の学習法　125
コミュニケーション・スキル・トレーニング　125
個別性の尊重　42
肯定　106
興奮　83
今後のことを話し合う　19

さ行

再発　40
　──を伝える　21, 52

支持的な場の設定　12
「死にたい」への対応　103
死の恐怖　91
自己効力感の変化　132
自己紹介　20
自殺のリスク　39
自殺率, がん罹患後5年の　1
持続する怒りへの対応　94
質問するスキル　45
社会的情報　15
受診遅延　37
終末期　17, 41
　──の quality of life　58
終末期がん　58, 64, 70
十分な時間　12
初期治療　38
女性患者の特性　52
情緒的サポート　115, 117
情緒的消耗感　131
情報の共有　27
心理的サポート　36
心理的防衛機制　120
信頼関係の構築　12, 19

進行期　41

スピリチュアルなケア　41
座る位置　12

セカンド・オピニオン　15, 19, 21
せん妄　83
　――の原因　83
　――の治療　85
せん妄改善後の患者　87
誠実な対応　13
精神科への円滑な紹介　79
精神疾患や精神医療に対する心配
　　　　　　　　　　　　81
精神的ケア　112
　――の専門家との連携　114
積極的抗がん治療の中止　111
　――を伝える　22
積極的治療の中止　48
専門用語　13

蘇生処置拒否　70

た行

他者への依存　41
代弁者　115
第2の患者としての家族への対応
　　　　　　　　　　　　113
脱毛・肥満　39
男性患者の特徴　47

沈黙の時間　19
鎮静　64
　――に関するコミュニケーション
　　　　　　　　　　　　69

つらさと支障の寒暖計　78

ディスカッション　128
電話　12

取り引き　37
同席者　12

な行

難治がんを伝える　20

乳がん　52

は行

パターナリズム　23
場の設定　25
肺がん　47
話し合いを行う姿勢　104

否認　36, 37, 41, 98, 119
非言語的コミュニケーション
　　　　　　　　　　　2, 105
表情　2
標準化　106
病状認識　25

フィードバック　128
不安　96
　――への初期対応　96
付加的な情報　14
浮腫　61
文化差　7

ベッド上安静　121
米国臨床腫瘍学会　24

ホスピス　17
ポータブルトイレ　120
歩行器　120
放射線療法　39
他の医療者の同席　12

ま行

末期　17

身だしなみ　2

難しいケース　76, 83, 91, 96, 103

面談の開始　18
面談のまとめ　20

モデリング　127
燃え尽き感　131
妄想　83

や行

輸液　58
　──の減量を提案　61
輸液治療に関するコミュニケーション　63

予期的嘔吐　38
抑うつ，がん罹患後の　1
抑うつ気分　78

ら行

リハビリテーション　39
理解しやすい説明　13

ロール・プレイ　128

わ行

悪い知らせ　1
　──，看護師が伝える　115, 120
　──の伝え方　13
　──を伝えた後の家族への対応　111
　──を伝える　19
　──を伝えるときの家族への対応　110